NUTRICIÓN Y SALUD

DOCTORES
JOSÉ Y NELLY CARUCI

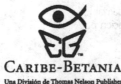

CARIBE-BETANIA

Una División de Thomas Nelson Publishers
The Spanish Division of Thomas Nelson Publishers
Since 1798 — desde 1798

www.caribebetania.com

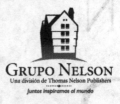

Caribe-Betania Editores es un sello de Editorial Caribe, Inc.

© 2005 Editorial Caribe, Inc.
Una subsidiaria de Thomas Nelson, Inc.
Nashville, TN, E.U.A.
www.caribebetania.com

A menos que se señale lo contrario, todas las citas
bíblicas son tomadas de la Versión Reina-Valera 1960
© 1960 Sociedades Bíblicas Unidas en América Latina.
Usadas con permiso.

Este libro contiene solamente opiniones del autor con el
único propósito de informar y educar.
No intenta por tanto ofrecer consejos médicos.

ISBN 0-88113-832-0

Diseño interior: *Grupo Nivel Uno, Inc.*

Impreso en E.U.A.
Printed in the U.S.A.
3ª Impresión

DEDICATORIA

A nuestros dos hijos:
Gabriel y Jonatán, ellos han sido dos regalos que Dios nos dio y en quienes
hemos aplicado los principios prácticos que enseñamos en este libro.

A todas aquellas personas con las cuales hemos tenido contacto en el
pasado en las diferentes naciones durante nuestras conferencias.

A todas aquellas personas con las cuales tendremos contacto en los
próximos años y que desean mejorar su estado de salud a través
de una nutrición saludable.

AGRADECIMIENTO

Al Dr. Juan Antonio Garza por su colaboración y aportes generales acerca de cómo mantener la salud.

A todas las personas que nos han permitido compartir con ellos los principios de salud que hemos experimentado a través de los años.

ÍNDICE

INTRODUCCIÓN

Estimado lector, somos José y Nelly Caruci, médicos que por varios años hemos estudiado los mecanismos naturales que el cuerpo humano tiene para mantener en forma saludable al organismo. Estaremos expresando en forma sencilla y amena algunos conceptos interesantes acerca de lo que es el proceso de la nutrición y su relación con la salud.

En este libro no defendemos una corriente en particular como el ser vegetariano o macrobiótico. Más bien presentamos alternativas prácticas que una persona tiene para mejorar su forma de alimentarse. Por esa razón hemos dividido esta obra en cuatro secciones. En la primera, denominada nutrición, Nelly estará impartiendo una serie de conceptos fundamentales en el campo de la nutrición. Luego, en la segunda sección, seguiré yo hablando sobre algunos aspectos de la salud que engloban varias enfermedades frecuentes que afectan a la población hispana en los Estados Unidos. En la tercera sección, Nelly les dará algunas recomendaciones acerca de cómo preparar los alimentos en forma saludable. ¡Les dirá sus propias recetas! Finalmente, en la última sección, Nelly y yo les daremos algunas recomendaciones prácticas para mantener la salud. Como pueden apreciar este libro no será nada aburrido, sino que entre amigos vamos a compartir algunos principios prácticos que por muchos años nos han funcionado a nosotros, y a miles de personas en diferentes naciones donde hemos dictado conferencias.

El mantenimiento de la salud no es responsabilidad de los médicos sino de todos los seres humanos. Cada uno de nosotros es responsable por lo que hace con su cuerpo y cómo lo trata. Cada persona es responsable por lo que ingiere o deja de ingerir. Es por ello que la salud es una responsabilidad personal. Por supuesto, también influyen una serie de factores que afectan la calidad de vida que experimenta una persona. Pero, en líneas generales, todos tenemos la libertad de tomar las decisiones finales sobre la manera en que tratamos el tema de la salud.

Es por ello que sin darnos cuenta nosotros mismos contribuimos diariamente a un plan silencioso que se gesta dentro de nuestro organismo tendiente a producir efectos tóxicos en él por la ingesta de alimentos y colorantes artificiales, las comidas rápidas, los alimentos ricos en grasas, etc. Este plan silencioso manifiesta sus efectos a largo plazo en forma de enfermedades crónicas que disminuyen la calidad de vida de una gran parte de la población de los Estados Unidos y otros países.

Este libro presenta una combinación entre información valiosa y actualizada y principios prácticos que nos ayudan a buscar alternativas válidas en cuanto a la forma de tener una alimentación saludable que repercuta en nuestro estado general de salud. Estamos seguros que usted se identificará con algunos de estos principios o con los datos estadísticos que presentamos. También es posible que sea desafiado a iniciar un cambio en su manera de alimentarse y de vivir. De ser así este libro habrá cumplido su cometido.

Doctores José y Nelly Caruci

Sección uno

Nutrición

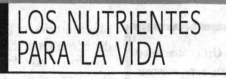

LOS NUTRIENTES PARA LA VIDA

Los Estados Unidos es considerada la nación de la abundancia. Allí se ingieren todo tipo de alimentos y en cantidades exageradas. El sobrepeso se ha convertido en la enfermedad nacional, el sedentarismo en un hábito común y otros problemas más que hacen que la relación directa entre nutrición y salud sea cada vez más marcada en este país. Una gran mayoría de estas personas comen sin detenerse a pensar: Lo que estoy comiendo, ¿nutre mi cuerpo o sólo le estoy dando gusto a mi paladar?

Voy a comenzar a desarrollar esta sección definiendo primeramente una serie de conceptos que nos van a ayudar a ver con más claridad lo que en verdad es la nutrición.

NUTRICIÓN

Es la **ciencia** que trata de los alimentos y su relación con la salud. Pero además es el **proceso** mediante el cual el cuerpo utiliza los alimentos para crecer, desarrollarse y mantenerse saludable. Existen dos tipos de nutrición:

Macronutrición: Es la parte de la ciencia que estudia cómo proporcionar fuentes saludables de carbohidratos, proteínas y grasas para que el cuerpo las utilice como una base para la buena salud. Estas fuentes proporcionan energía y fibras dietéticas.

Micronutrición: Es la parte de la ciencia que investiga cómo proporcionar vitaminas esenciales, minerales y otros micronutrientes que son difíciles de obtener en niveles avanzados debido al estilo de vida que la mayoría de nosotros llevamos.

ALIMENTOS

Son las sustancias que —introducidas en el organismo— sirven para la nutrición. Es decir, sirven para crecer, desarrollar y reparar tejidos, lo cual mantiene saludables a las personas.

Las investigaciones científicas han demostrado con bastante precisión cuáles son los requerimientos nutricionales que un ser humano necesita diariamente en su dieta. Pero también han podido evidenciar la relación existente entre el tipo de alimentación y ciertas enfermedades. Debemos entender que las personas son diferentes unas de otras y sus necesidades alimenticias varían dependiendo de la edad, la talla, el sexo, la actividad física y otras condiciones como el embarazo, etc.

La nutrición es un factor importante en la salud, pero también debemos relacionarla con otros factores como el ejercicio, tomar sol moderadamente, el aire puro y la relajación que nos libera de las tensiones para así estar saludables.

En estos momentos quiero tomar un tiempo para explicar con más detalles lo que son los macro y los micronutrientes así como las fuentes de donde los podemos obtener. Al conocer de ellas será más fácil alimentarnos sanamente y poder contribuir a que nuestra salud sea óptima.

Proteínas

Funciones. Construir y reparar los tejidos del organismo. Forman parte de importantes enzimas, hormonas y de los anticuerpos que nos ayudan a defendernos de las enfermedades.

Fuentes principales. Son las carnes de res, pollo y pescado, huevos, queso, mariscos, vísceras, leche, granos frescos y secos, nueces, cereales, etc.

Carbohidratos

Es importante familiarizarnos con los tipos de carbohidratos que se encuentran en la dieta: los azúcares y almidones; estos a su vez están químicamente relacionados y se clasifican principalmente por la complejidad molecular. Por eso se les llama «carbohidratos complejos».

Funciones. Todos los azúcares proveen la misma cantidad de calorías y son convertidos finalmente por el cuerpo en glucosa, que es el azúcar encontrado en la sangre y es la forma como se utiliza para cubrir las necesidades de energía de los tejidos. Aportan la energía para que se realicen las diferentes funciones del organismo.

Fuentes principales. Estos se encuentran en los cereales, hortalizas, frutas, tubérculos (verduras), azúcar, miel, melaza, etc.

Grasas

Funciones. Nos aportan principalmente energía, sirven para transportar las vitaminas liposolubles (A,D,E,K), dan buen sabor a las comidas.

Fuentes principales. Se encuentran en la mantequilla, la margarina, aceites, queso, carnes, almendras y otras semillas, como maní, nueces, etc.

MACRONUTRIENTES
EN 1838, UN QUÍMICO HOLANDÉS, MULDER, DESCRIBIÓ UN MATERIAL ORGÁNICO QUE ES «SIN DUDA ALGUNA LA MÁS IMPORTANTE DE TODAS LAS SUSTANCIAS CONOCIDAS EN EL REINO ORGÁNICO. SIN ELLA NO PARECE POSIBLE LA VIDA SOBRE NUESTRO PLANETA. POR MEDIO DE ESA SUSTANCIA SE LLEVAN A CABO LOS PRINCIPALES FENÓMENOS DE LA VIDA». BERZELIUS, UN CONTEMPORÁNEO DE MULDER, SUGIRIÓ QUE ESTA SUSTANCIA COMPLEJA, EN CUYA COMPOSICIÓN INTERVENÍA EL NITRÓGENO, SE LLAMARA «PROTEÍNA», DE LA PALABRA GRIEGA QUE SIGNIFICA «TENER EL PRIMER LUGAR». DE AHÍ SURGIÓ EL NOMBRE DE PROTEÍNA.

Micronutrientes

Una dieta saludable, balanceada y diversa es la base de una buena micronutrición. Entre los micronutrientes tenemos:

Vitaminas

Definición. Son sustancias que se encuentran en los alimentos en cantidades pequeñas, pero son necesarias para la vida, promueven las reacciones bioquímicas en nuestras células porque ayudan a regular los procesos orgánicos.

Funciones. En general las vitaminas en cantidades normales son necesarias para el crecimiento, digestión, alerta mental y resistencia a las infecciones. También ayudan a que el cuerpo use los carbohidratos, grasas y proteínas. Además, actúan como catalizadores en nuestro cuerpo, iniciando o aumentando la velocidad de las reacciones químicas. Las vitaminas se han dividido en dos grupos: Hidrosolubles y liposolubles.

Las vitaminas hidrosolubles.

Son aquellas que se disuelven en agua, y no se almacenan en nuestro cuerpo en grandes cantidades. A este grupo pertenecen la vitamina C y las ocho del grupo B: Tiamina (B-1), riboflavina (B-2), niacina, vitamina B-6, ácido pantoténico, vitamina B-12, biotina y ácido fólico. Las vitaminas hidrosolubles que están en exceso se excretan por la orina

---

Vitamina B-1 (tiamina)

Funciones. Regula el metabolismo de los carbohidratos, interviene en el crecimiento normal del niño y además tiene un efecto favorecedor sobre el sistema nervioso, los procesos mentales y sobre el apetito, aumentando el mismo y ayudando en el uso de la energía en el cuerpo. También es esencial para la coordinación muscular.

Fuentes principales. Esta vitamina la podemos encontrar en: La levadura de cerveza, germen de trigo, vegetales verdes y amarillos como espinaca, auyama (calabaza), leguminosas (frijoles, lentejas, etc.), cereales integrales (aquellos que no han sufrido refinamiento químico), yema de huevo, hígado, naranja y en los cereales enriquecidos.

Vitamina B-2 (riboflavina)

Funciones. Es importante en la transformación de proteínas, grasas y carbohidratos en energía. Contribuye a mantener saludables los ojos y tejidos epiteliales (glándulas, piel, pelo, uñas y las mucosas). Forma también parte de las enzimas que intervienen en los procesos de la respiración de los tejidos.

Fuentes principales. La podemos encontrar en: Carnes, leche, queso, hígado, huevos, malta; hojas comestibles como la lechuga, etc.

Ácido nicotínico (niacina)

Funciones. Realiza un papel importante en la utilización de la energía, promueve una piel, nervios y tracto digestivo saludables porque trabaja principalmente sobre el tejido epitelial y las mucosas. En dosis grandes, la niacina tiene el efecto de bajar los niveles del colesterol LDL y de los triglicéridos, mientras que aumenta los del colesterol HDL.

Fuentes principales. La podemos encontrar en las semillas como maní, en el hígado, pescado, aves de corral, carnes rojas, cereales integrales y leguminosas.

Vitamina B-6 (piridoxina)

Funciones. Juega un papel importante dentro del sistema enzimático que interviene en el metabolismo de las proteínas y el uso de los aminoácidos, también ayuda al sistema nervioso a que funcione apropiadamente y es esencial para que el sistema inmunológico esté sano. Asiste en la regulación de los glóbulos rojos y junto con el ácido fólico y la vitamina B-12 son esenciales para la salud del corazón.

Fuentes principales. La podemos encontrar en: Carnes, hígado, yema de huevo, levadura de cerveza, cereales integrales, plátanos y vegetales, especialmente las verduras.

Vitamina B-12

Funciones. Esta vitamina es muy importante ya que junto con el ácido fólico regula la producción de glóbulos rojos en la médula ósea y la formación de DNA. También ayuda al mantenimiento del sistema nervioso. Su deficiencia puede producir alteraciones neurológicas y anemia.

Fuentes principales. Esta vitamina se encuentra en los alimentos de orígen animal.

Ácido fólico

Funciones. Es de gran distribución dentro de los alimentos, su exceso es excretado ya que no se almacena en el cuerpo. Los requerimientos de esta vitamina aumentan durante el embarazo. El ácido fólico es sensible al calor, los rayos ultravioleta y al oxígeno, es esta la razón que aunque se encuentra grandemente distribuido en los alimentos, esta vitamina pierde sus propiedades con la cocción.

Una de las mayores funciones de esta vitamina es que interviene en la síntesis de DNA, en la construcción de su código genético, además de ser vital para la función y el crecimiento celular, interviene en el mantenimiento del tejido nervioso. Junto con la vitamina B-12 interviene en la formación de las células rojas de la sangre.

Fuentes principales. Se encuentra en los vegetales de color verde oscuro, carnes, vísceras, nueces, legumbres (granos secos), semillas, alimentos marinos, pan de granos enteros, cereales y frutas ácidas como la naranja.

Biotina

Funciones. Ayuda en el metabolismo de los carbohidratos, proteínas y grasas. También ayuda en el mantenimiento de la tiroides y glándulas adrenales, sistema nervioso, aparato reproductivo y la piel.

Fuentes principales. Se encuentra en las vísceras, leche, yema de huevo, granos enteros, nueces, leguminosas (granos secos) y levadura.

Ácido pantoténico (vitamina B5)

Funciones. Tiene un importante rol como componente esencial en la producción de coenzima A, una catálisis vital que es requerida para la conversión de carbohidratos, grasas y proteínas en energía. También se le dice que es una vitamina antiestrés, esto es porque juega un importante papel en la formación de varias hormonas adrenales, esteroides y cortisona. Contribuye de igual manera en la producción de un importante neurotransmisor cerebral como la acetilcolina. Además, ayuda a luchar contra la depresión, el ácido pantoténico es un soporte para el funcionamiento normal del tracto gastrointestinal y es requerido para la producción de colesterol, bilis, vitamina D, células rojas y anticuerpos.

Fuentes principales. Se encuentra en las carnes de res, hígado, pescados de agua salada, pollo, quesos, huevos, pan de granos enteros y cereales, aguacate, coliflor, guisantes, granos (leguminosas), nueces, dátiles y papas.

El ácido pantoténico no se guarda en el cuerpo y por esta razón debe ser consumido diariamente, ya sea por intermedio de las comidas o por los suplementos vitamínicos.

Vitamina C

Funciones. La vitamina C forma las sustancias que mantiene literalmente juntas las células del cuerpo, acelera la curación de las heridas e incrementa la resistencia contra las infecciones. Ayuda al cuerpo en la producción de colágeno, una sustancia que da estructura a los músculos, tejido vascular, huesos y cartílagos. La vitamina C también ayuda a la absorción del hierro y contribuye a la salud de dientes y encías. También interviene en las funciones antioxidantes del cuerpo y juega un papel importante en el sistema inmunológico, ayudando a combatir las gripes comunes. La vitamina C interviene en la regulación del colesterol y la presión sanguínea, ayuda en la protección contra el cáncer y las cataratas.

Fuentes principales. La podemos encontrar en las frutas ácidas, papas, brócoli, pimiento dulce, repollo, coliflor, tomate, col, mango, guayaba, kiwi y fresas.

Vitaminas liposolubles

Es decir que necesitan a la grasa como medio de transporte. Son guardadas en los tejidos de nuestro cuerpo. Entre ellas se encuentran las vitaminas A, D, E y K. Como estas vitaminas se guardan en nuestro cuerpo el exceso de ellas puede ser tóxico. Un ejemplo de ello son las vitaminas A y D, a las cuales el cuerpo es especialmente sensible.

Vitamina A

Funciones. Es necesaria para una buena visión nocturna, ayuda a mantener sana la estructura de la membrana celular. También desempeña un papel importante en la resistencia a las infecciones. La vitamina A ayuda también al mantenimiento y crecimiento de dientes, uñas, pelo, huesos y glándulas.

Betacaroteno es un pigmento que se encuentra en algunas frutas y vegetales, este se convierte en vitamina A en el cuerpo. Se ha encontrado que el betacaroteno juega un papel importante como antioxidante, con un rol relevante en la prevención del cáncer y las enfermedades del corazón.

Fuentes principales. La vitamina A se encuentra en el hígado, riñón, huevos, leche, mantequilla, margarina, pescado y aceite de pescado. El betacaroteno se encuentra en la zanahoria, espinaca, melón, brócoli, nabos, hojas verdes, acelga, calabazas y frutas.

Vitamina D

Funciones. Ayuda al cuerpo a mantener y utilizar los niveles de calcio y fósforo necesarios para contribuir a unos huesos y dientes fuertes. Es importante para el crecimiento normal. Junto con el calcio juegan un papel importante en la prevención de la osteoporosis.

Fuentes principales. Se encuentra en el hígado, leches fortificadas, margarina, aceite de hígado de pescado y otras sustancias grasas. Un precursor en la piel se convierte en vitamina D por acción de los rayos solares.

Vitamina E

Funciones. La vitamina E protege a la vitamina A y a los ácidos grasos de ser destruidos por la oxidación. La vitamina E ayuda a proteger la membrana celular. También contribuye a mantener el sistema inmune prolongando la vida de las células rojas en el sistema circulatorio y facilitando la total utilización por el cuerpo de la vitamina A. La vitamina E se encuentra en todos los tejidos en el cuerpo y es importante para su salud y funcionamiento. La vitamina E es un antioxidante, el cual tiene la habilidad de neutralizar los radicales libres. Estos se encuentran en el cuerpo como resultado de los procesos normales del mismo y de factores externos que pueden producir daño celular. También se le atribuye una ayuda para pelear contra las enfermedades crónicas, del corazón y el cáncer.

Fuentes principales. La vitamina E se encuentra en: Nueces, frutas y vegetales, aceites, semillas, cereales de grano integral, germen de trigo, grasa de la leche y yema de huevo.

Vitamina K

Es indispensable para la normal coagulación de la sangre. La vitamina K puede ayudar al mantenimiento de huesos sanos. En las personas sanas una cantidad considerable de vitamina K es producida por las bacterias intestinales. En las personas que consumen grandes cantidades de antibacteriales se puede ver una deficiencia de esta vitamina.

Esta vitamina se encuentra en: Vegetales de hojas verdes, hígado, huevos, trigo, espárragos, mantequilla, avena, papas y quesos, también la podemos encontrar en el grano de soya.

Minerales

Son sustancias importantes en la alimentación del hombre, la mayoría se consume con la dieta diaria. Sin embargo hay un grupo de minerales cuyo contenido en la dieta puede ser escaso en relación con la cantidad que el organismo requiere, si no se realizan las combinaciones necesarias, ya que ellos ayudan a regular la función celular y proveen la estructura para las células. Los mayores minerales incluyen al: Calcio, fósforo y magnesio, y en pequeñas cantidades de: Cromo, cobre, flúor, yodo, hierro, manganeso, selenio, cloro, zinc, potasio y sodio.

En general, los minerales se requieren para construir el cuerpo y las funciones regulatorias del suero sanguíneo.

Calcio

Es esencial para la conducción normal de los nervios, la división celular y la conducción eléctrica en el corazón. También es necesario en la producción y activación de enzimas y hormonas que regulan la digestión, la energía y el metabolismo de las grasas. Es un mineral importante, ya que da firmeza y resistencia a los huesos y dientes. Interviene en la regulación de las contracciones musculares, la coagulación de la sangre y la permeabilidad de las membranas musculares. Los estudios han encontrado que juega un papel importante en el tratamiento y prevención de la hipertensión arterial. Cuando disminuye los niveles de calcio en la sangre, los huesos lo liberan para suministrar las cantidades necesarias para estas funciones en los tejidos blandos. Si las personas no consumen suficiente calcio en su dieta, el cuerpo lo tomará de la estructura ósea, lo que resultará en una perdida neta de calcio en los huesos.

En las mujeres, la necesidad de calcio es grande. El embarazo y el amamantar al bebé duplican el requerimiento de esta sustancia nutritiva.

LAS DIETAS ALTAS EN PROTEÍNAS PUEDEN ACELERAR LA PÉRDIDA DE CALCIO. LAS DIETAS MUY ALTAS EN FIBRAS INTERFIEREN CON LA ABSORCIÓN DEL MISMO.

Durante el proceso de envejecimiento las mujeres tienden a perder a menudo el calcio de los huesos. Eso resulta frecuentemente en la desmineralización (osteoporosis) de los huesos. La osteoporosis, que afecta a millones de personas al año, ocurre cuando la absorción del hueso viejo excede la deposición del hueso nuevo. El adelgazamiento resultante del hueso lo hace poroso y contribuye a su fractura potencial. Las deficiencias de calcio y otros nutrientes en nuestra dieta pueden causar la osteoporosis. Aunque los signos de osteoporosis en general no se manifiestan hasta años más avanzados de la vida, el consumo adecuado de calcio en nuestra dieta diaria cuando somos jóvenes puede ayudar a prevenir la deficiencia de calcio más adelante. Aunque la falta de calcio, magnesio, boro y vitamina D contribuyen a la mala salud de los huesos no son los únicos factores. Esto es debido a que también se requiere cilicio y vitamina K. El sexo, raza, estado hormonal, historia familiar, nivel de ejercicio y la dieta en general afectan el riesgo de contraer osteoporosis.

El cuerpo humano contiene alrededor de 1.4 kilogramos de calcio total, casi el 99% de esta cantidad está en los huesos. A lo largo de la vida, los huesos se someten a un estado constante de restauración en la medida que el calcio se remueve y vuelve a depositarse en estos. Es necesario que los niveles de calcio sean los adecuados diariamente para asegurar el mantenimiento de la densidad mineral de los huesos. El 1% del calcio restante en el cuerpo se encuentra en los fluidos fuera y dentro de las células, cumpliendo distintas funciones metabólicas.

Fuentes principales. Lo encontramos en el queso, leche, sardinas, y hojas verdes comestibles, semillas de ajonjolí, los dátiles, higos y albaricoques.

Magnesio

Es un mineral esencial que representa casi el 0.05% del peso total del cuerpo junto con el calcio. Es un importante componente para tener huesos fuertes y saludables. Se encarga del metabolismo de los carbohidratos y de los aminoácidos. También tiene una función importante en la neurocontracción muscular y ayuda a regular el balance ácidoalcalino en el cuerpo.

Los productos lácteos, excluyendo la mantequilla, los productos de harinas y cereales, el fríjol seco y los chícharos (guisantes), el fríjol de soya, las nueces y los vegetales de hojas verdes son fuente de magnesio.

Boro

Reduce la eliminación del calcio y aumenta el depósito de calcio en los huesos.

Silicio

Da estabilidad a todo el tejido conectivo del cuerpo y es necesario para la utilización adecuada del calcio. Es clave en la mineralización del calcio de la médula ósea.

Hierro

Se combina con una proteína para formar hemoglobina, pigmento de la sangre que sirve para transportar el oxígeno de los pulmones a los tejidos del cuerpo. Hay una continua rotación del hierro en el cuerpo, lo cual produce una necesidad regular de esta sustancia nutritiva. Esto es muy cierto para las mujeres en su fase de menstruación, en que se podría requerir un suplemento de hierro para satisfacer las necesidades de este mineral. La deficiencia de hierro se traduce en una de las anemias más comunes denominada ferropénica. El hierro forma parte de los músculos y de ciertas enzimas y es una sustancia indispensable para los procesos vitales.

Fuentes principales. Se encuentra en el pescado, hígado, carnes, mariscos, vísceras, vegetales de hojas verdes y leguminosas, papas, frutos secos, cereales integrales, semillas de calabaza

Yodo

Es un componente importante de la tiroxina, hormona tiroidea que regula las funciones metabólicas. La hormona tiroidea regula la velocidad de oxidación célular y al hacerlo, influye en el crecimiento físico y mental, en el funcionamiento de los tejidos nerviosos y musculares, en la actividad

CON EL ESTILO DE VIDA ACTUAL, NO ES FÁCIL OBTENER UNA DOSIS ADECUADA DE TODOS ESTOS NUTRIENTES. ADEMÁS, NUESTRAS DIETAS HABITUALES POR LO GENERAL NO ESTÁN ADECUADA-MENTE BALANCEADAS, LA MAYORÍA DE LA GENTE NI SIQUIERA OBTIENE LA CANTIDAD MÍNIMA DE MICRONU-TRIENTES NECESARIOS PARA MANTENER UNA BUENA SALUD Y NI HABLAR DE LAS CANTIDADES NECESARIAS PARA FUNCIONAR A UN NIVEL ÓPTIMO. EN ESTE CASO ES RECOMENDABLE INGERIR ALGUNOS SUPLEMENTOS ALIMENTICIOS DE EXCELENTE CALIDAD.

circulatoria y en el metabolismo de todos los nutrientes. Se encuentra en la sal enriquecida con yodo, pescados, mariscos y alimentos que crecen cerca de las costas cuyo suelo es rico en yodo.

Zinc

Es un compuesto importante en el mantenimiento del sentido del gusto y para el crecimiento, sobre todo para la maduración sexual. Es un componente de la insulina y tiene influencia en la curación de heridas y quemaduras. También interviene en muchas funciones enzimáticas. Las fuentes principales son las carnes, huevos, leche, pescado, queso, algas, semillas de calabaza, cereales integrales, legumbres y algunos tipos de levadura de cerveza.

Cobre

Este metal es importante para la formación de hemoglobina, compuesto importante del glóbulo rojo, y se requiere de este mineral para el desarrollo de los huesos, y para otras funciones del cuerpo. Fuentes ricas de cobre son los mariscos, las vísceras, los cereales de grano entero, las leguminosas y las nueces.

Flúor

Por lo general el flúor se encuentra en el cuerpo principalmente como sal de calcio en los huesos y dientes. No es esencial para la vida, pero pequeñas cantidades de este compuesto tienen efecto en la reducción de caries dentales. Los alimentos y el agua contienen variadas cantidades de flúor, siendo la leche, los huevos y el pescado los que más lo contienen.

Nuestro cuerpo es incapaz de sintetizar con su propio metabolismo todas las vitaminas en cantidades suficientes. Para mantener una salud adecuada, necesitamos una variedad de vitaminas, minerales, bioflabonoides y otros micronutrientes.

FACTORES MODIFICADORES DE LA ALIMENTACIÓN

Usted se ha preguntado alguna vez, ¿Por qué el tipo de alimentación varía de un país a otro? Yo también me lo he preguntado. Revisando diversa información al respecto encontré que existen factores que influyen en forma determinante para que esto ocurra.

Las necesidades nutricionales de todos los seres humanos pudieran ser suplidas en cualquier parte de la tierra comiendo los mismos tipos de alimentos y siendo medidos en sus requerimientos de proteínas, grasas y carbohidratos, vitaminas y minerales pero no es así. ¿Por qué? Porque cada grupo étnico tiene trasfondos muy diferentes de cómo comer.

La importancia de los alimentos en cada cultura radica en su infinita variabilidad, la cual no es necesariamente esencial para la supervivencia de la especie humana.

Estos trasfondos diferentes van desde cómo son preparados los alimentos, cómo son conservados, cómo son cortados, cómo son cocinados, cómo son sazonados para darles sabores particulares, y la cantidad de las raciones; hasta la forma de servir los alimentos, los utensilios de cocina utilizados, y las creencias acerca de las propiedades nutricionales que tienen.

La cultura implica los patrones o estilos de conducta de ciertos grupos de personas que los comparten entre sí. Los hábitos alimenticios son criterios importantes en esta conexión debido a que las personas que tienen la misma cultura también comparten los mismos hábitos alimenticios generales. Sin embargo los hábitos no son homogéneos en todas las regiones de un mismo país. Aunque las personas de un grupo étnico tienen un estilo general de alimentarse también observamos variaciones regionales.

Las diferentes culturas seleccionan diversos tipos de alimentos para ingerirlos dependiendo también de la clase social a la que pertenecen o la ocupación que desempeñan. También las ocasiones especiales como las festividades, o en tiempos de duelo determinan formas diferentes de alimentarse de los grupos étnicos. Algunos grupos religiosos tienen ciertas formas particulares de alimentarse. Los hombres y las mujeres, en las diferentes etapas de sus vidas, comen distinto. Cada persona también desarrolla un tipo particular de gusto por los alimentos. Existen grupos que prefieren los sabores dulces y salados principalmente. Otros prefieren los sabores ácidos u otros los amargos.

El estilo de alimentación de una cultura es determinado también por los recursos naturales que tienen disponibles para su uso. Por ejemplo la comida china está caracterizada por una combinación de plantas y animales que crecen abundantemente en esa nación a través del tiempo.

En los diferentes grupos étnicos los alimentos de consumo diario por supuesto ocupan el lugar prominente en la dieta de la población, lo que los hace parte de la tradición de esa cultura.

También existe un factor histórico en el tipo de alimentación de las diferentes culturas por la influencia que han producido otras en el tipo de alimentación de una nación. En América Latina, por ejemplo, los conquistadores españoles introdujeron sus tradiciones alimenticias que se mezclaron con las de los indígenas.

La preparación de los alimentos varía de una cultura a otra. Algunas prefieren utilizar preferentemente ingredientes crudos en comparación con otros grupos que los prefieren cocidos. Agregan también variadas especies aromáticas para producir diversos sabores. En esta preparación también intervienen diferentes utensilios que son utilizados por cada grupo étnico, los que incluyen cuchillos, platos, envases, etc.

La forma de alimentarse de algunos grupos religiosos se caracteriza por las creencias acerca de los efectos que estos producen en el cuerpo humano, en las emociones o en su espíritu, dependiendo de la forma de preparación y de la ingestión de los mismos. También las creencias religiosas de algunos grupos influyen para no ingerir determinado tipo de alimento como la carne de vaca o sus derivados.

Algunos grupos visualizan la nutrición desde un punto de vista medicinal; es decir, los alimentos no solo sirven para proporcionar los nutrientes sino que son medicinas en sí mismos. Los utilizan también para prevenir ciertos desórdenes de salud en momentos específicos o a largo plazo. La ingesta de algunos alimentos puede producir el equilibrio en las fuerzas curativas del cuerpo humano, según su punto de vista. Ellos buscan obtener un equilibrio entre la buena calidad de los alimentos y la cantidad apropiada de las raciones. Otros grupos prefieren alimentos de tipo orgánicos sobre los cultivados con la utilización de fertilizantes artificiales.

La utilización de ciertos tipos de alimentos también varía con las regiones y culturas. Es así como en algunos países de Europa, por ejemplo España, donde la población en general no consume el maíz si no que es utilizado para el consumo de los animales.

Las condiciones económicas de los países juegan un papel importante con relación a la capacidad adquisitiva de los alimentos adecuados. Un país pobre tiene menos recursos para adquirir alimentos que aporten los nutrientes que requiere su población.

De igual manera la base de la nutrición de una nación tiene relación con las condiciones geográficas de la región que da ciertos tipos de cultivos que no se pueden dar en otro lugar.

NUTRICIÓN VERSUS CAMBIOS METABÓLICOS

El ciclo de la vida está comprendido por el nacimiento, la adolescencia, la vida adulta, la edad madura, el retiro y la muerte. El cuerpo humano pasa por diferentes etapas durante el mismo, y en cada una de ellas existen cambios en el metabolismo. Es importante seguir el ritmo de la vida y hacer ajustes en nuestro régimen alimentario en cada una de esas etapas.

La investigación médica ha establecido un vínculo indiscutible entre la buena nutrición y la salud a largo plazo. La buena nutrición incluye micronutrientes (vitaminas, minerales, antioxidantes y otros compuestos que consumimos en pequeñas cantidades) además de macronutrientes tales como carbohidratos, proteínas y grasas. Constituyen el volumen de nuestra cadena alimenticia. En cada etapa de la vida, ambas clases de nutrientes son esenciales para la salud a largo plazo. En resumen la nutrición óptima es una meta de toda la vida.

Particularmente voy a establecer a grandes rasgos lo que en general requiere el organismo en cada etapa de la vida. El ser humano

Recientemente el departamento de agricultura de los Estados Unidos estableció un grupo de pirámide alimenticia, complementada con pautas para niños en edades entre 2-6 años y adultos de más de 70. Esto fue un reconocimiento oficial que la meta de lograr la buena salud a largo plazo requiere ajustar nuestro consumo nutricional en cada etapa de la vida.

desde el momento de su nacimiento hasta los 12 años de edad se encuentra en un período general caracterizado por un crecimiento acelerado para que el niño fortalezca su cuerpo. Es en esta etapa donde ellos aprenden sus patrones culturales de alimentación derivados de su núcleo familiar. Aprenden que ciertos sabores de los alimentos les agradan y otros no. También aprenden a valorar ciertos alimentos por encima de otros.

El requerimiento calórico del infante es elevado en términos de su peso corporal puesto que cada órgano tiene un tiempo crítico de desarrollo. Debe ser evidente que la interferencia con el suministro de nutrientes en cualquier período puede ser grave para el desarrollo de órganos específicos y de sistemas, así como del organismo completo. Los niños muy pequeños tienen una alta velocidad de metabolismo basal relacionado directamente a la alta actividad celular y a un área superficial proporcionalmente elevada.

Los alimentos que proporcionan una buena nutrición son obviamente fundamentales para el crecimiento y desarrollo del niño. Pero alimento significa mucho más para el individuo que nutrición. Las primeras relaciones del infante están asociadas con el alimento y a través de sus años de crecimiento continúa siendo un factor primordial en el desarrollo del individuo. Para cada persona el alimento llega a ser un lenguaje de comunicación; tiene un significado cultural y social; está íntimamente ligado con las emociones y su rechazo o aceptación se hacen sumamente personales.

El alimento influye en cada etapa del crecimiento y desarrollo físico, mental y emocional. Pero los hábitos alimenticios que se forman son también consecuencia de los factores personales y ambientales interrelacionados que rodean al individuo; de las etapas de los cambios físicos y de comportamiento que se presenta y de la velocidad del cambio; de la ampliación del círculo de las relaciones humanas y de los factores económicos, sociales y culturales.

Anualmente la velocidad del metabolismo del ser humano disminuye, se acelera algo durante la adolescencia y después declina hasta el nivel adulto. El metabolismo basal de los varones es más alto que el de las hembras debido a la mayor masa muscular. Los niños de 1 a 2 años de edad necesitan aproximadamente 1.100 calorías diarias. Los de 6 a 8 años deben consumir unas 2.000 calorías, y de 14 a 18 años los muchachos requieren unas 3.000 calorías. Los que intervienen en competencias atléticas o en trabajos pesados deben ingerir mayor número de calorías para crecer satisfactoriamente. Aproximadamente del 12 al 15% de las calorías totales deben obtenerse de las proteínas.

De los 30 a los 90 años, el metabolismo basal disminuye aproximadamente un 20%, hay un aumento en la proporción de la grasa corporal, menor tensión muscular, y algunas veces disminución de la actividad de la tiroides.

El peso aumenta proporcionalmente durante los años de la madurez hasta que se nivele en la década de los 65 a 74 años. Posteriormente se inicia una disminución gradual.

A los 65 años, el requerimiento para un hombre es de 2.000 calorías y para una mujer de 1.200 aproximadamente. Como las necesidades de otros nutrientes no se reducen, las mujeres especialmente deben seleccionar sus dietas con cuidado para que no excedan sus necesidades calóricas.

DURANTE CADA DÉCADA, DESPUÉS DE LOS 25 AÑOS, SE REDUCE EL REQUERIMIENTO CALÓRICO DE LOS INDIVIDUOS.

LOS MALOS HÁBITOS MÁS FRECUENTES EN LA ALIMENTACIÓN

Existe un bombardeo de información relacionado a los alimentos. El mismo se tiene a través de la televisión y los diversos medios publicitarios. Aun vemos los anuncios que se encuentran en las carreteras y avenidas mientras manejamos nuestro automóvil. La mayoría de esos anuncios tratan de publicitar comidas agradables a nuestro paladar pero muchas de ellas no aportan los nutrientes que se requieren para vivir en forma saludable. A eso le tenemos que agregar los malos hábitos que muchas personas han adoptado al establecer su dieta sobre la base de este tipo de alimentos. Por la premura, el ajetreo diario y el estrés moderno muchas personas encuentran conveniente alimentarse con ciertos «alimentos» rápidos. El problema de esto es que diariamente están consumiendo elementos que no aportan los nutrientes correctos a su organismo. Veamos algunos de estos malos hábitos nutricionales.

Bebidas gaseosas. En los comerciales de televisión que promocionan las bebidas gaseosas muestran a los jóvenes llenos de vigor y alegres. El mensaje que nos desean enviar es que si tomamos ese producto

EL CONSUMO PROMEDIO DE LAS BEBIDAS GASEOSAS ENTRE LOS VARONES DE 13 A 18 AÑOS DE EDAD ES DE 3 LATAS O MÁS AL DÍA Y UN 10% BEBE MÁS DE 7 LATAS AL DÍA.

estaremos vigorosos como ellos. Pero los estudios que se han efectuado, sobre estos tipos de bebidas, encontraron que estas no aportan ningún tipo de nutrientes. Por ejemplo el Dr. Cliver Mckay de la Universidad Corner, demostró que las bebidas gaseosas son capaces de erosionar completamente el esmalte de los dientes y además dañan nuestro estómago. La principal sustancia involucrada en estos daños es el ácido fosfórico, además de otras series de sustancias que allí se encuentran, como los colorantes, el azúcar y la cafeína.

Una de las sustancias más comunes que contienen las bebidas gaseosas es la cafeína. Esta produce cierta adicción en las personas que la consumen. Cuando una persona ha estado expuesta durante mucho tiempo a la ingesta de bebidas con cafeína esto va a producir el mismo efecto del alcohólico que necesita el alcohol para mantenerse bien. Su cuerpo le pide cafeína porque se ha producido una adicción a este tipo de bebidas. Es por eso que observamos entre los jóvenes y adultos una «necesidad» de ingerir determinado tipo de bebidas gaseosas. Entonces podemos concluir que estas bebidas no aportan nada desde el punto de vista nutricional. Solo son un artificio al cual el hombre moderno está sometido y que va en detrimento de su salud. Si usted se detiene a leer por un momento los ingredientes de este tipo de bebidas se va a dar cuenta que no aportan nada nutritivo, pero que sin embargo disminuyen su salud al mismo tiempo que su dinero.

La regla debe ser evitar estas bebidas. Si usted las ingiere eventualmente su cuerpo podrá resistir el ataque esporádico. Pero si usted es de las personas que no pueden vivir sin ingerir este tipo de bebidas todos los días entonces su salud se irá deteriorando paulatinamente.

Dulces de pastelería. Dependiendo de la región son conocidos como cake, tortas, pasteles, panes dulces, etc. Son muy llamativos pues tienen una forma agradable a nuestros ojos. Son preparados con harinas refinadas, las cuales producen en la persona que los consume la tendencia a ingerirlos con mayor frecuencia estableciendo este mal hábito. Entre más come dulces más desea comerlos nuevamente. Las calorías que ellos aportan son llamadas calorías vacías porque no aportan nutrientes importantes. Son muy deliciosos pero representan un problema para nuestra salud, sobre todo por las cantidades y la frecuencia de consumo. Esto está afectando aun a los niños, que están presentando el problema de la obesidad. Según la Dra. Christine Wood los niños estadounidenses obtienen 40% de las calorías del azúcar y grasas adicionales en sus dietas. Aproximadamente uno de cada siete niños en la edad de 10 años obtiene un 50% a 70% de sus calorías de los bocadillos.

> ALREDEDOR DE UN CUARTO DE TODOS LOS VEGETALES QUE LOS NIÑOS Y ADOLESCENTES CONSUMEN SE OFRECEN COMO PAPAS FRITAS.

Escasa ingesta de vegetales y frutas. A muchas personas no les gusta ingerir vegetales ni frutas en su dieta diaria porque no le encuentran un sabor agradable. Simplemente es porque no lo saben preparar. Casi siempre los cocinan excesivamente y pierden el color llamativo con el cual la naturaleza los ha dotado. La cocción excesiva hace que pierdan también parte de los nutrientes que poseen. La mayoría de los jóvenes no les gusta ingerir los vegetales ni frutas principalmente porque en casa no se les enseñó a comerlos cuando eran niños.

Les animo a retomar la costumbre de consumir este tipo de alimento porque nos aportan grandes nutrientes, vitaminas, minerales, agua y fibra. Esta última tiene un papel importante en nuestra alimentación pues ayuda a eliminar los residuos de la cantidad total de alimentos que consumimos diariamente. La fibra ayuda a que los residuos no se estanquen en nuestro aparato digestivo y a que se mantengan circulando. Lo que tiene que hacer es aprender a cómo prepararlos para que tengan un sabor agradable. También las personas deben acostumbrarse a comer algunos de los vegetales en forma cruda para poder obtener todos los nutrientes que poseen.

Frituras. Muchas personas han adoptado el mal hábito de consumir la mayoría de los alimentos en forma de frituras. Esto produce daño tanto al alimento como al aceite que se utiliza para freír. En los restaurantes las temperaturas a las cuales se cocinan los alimentos dañan el aceite porque el efecto que se produce es el de saturación. Esto lo hace más pesado. El ser humano necesita un aporte de aceite que no es muy grande, es de un 30% dentro de la dieta diaria. Esta cantidad es fácilmente provista por los alimentos de origen animal. Pero cuando el aceite está expuesto al calor se van dañando sus propiedades y no nos aporta ningún beneficio. El calor excesivo a los que son expuestos produce una serie de sustancias que dañan nuestro organismo. Por lo tanto debemos disminuir lo más posible los alimentos fritos.

Posiblemente alguno de los lectores se esté preguntando: ¿En qué otra forma podré consumir los alimentos diariamente? Existen diferentes maneras, puede ser al vapor, asados, guisados en agua, horneados, etc. Esto también permitiría variar un poco la forma de consumirlos. La regla a seguir es que siempre se debe tratar de que los alimentos lleguen a la mesa en la mejor forma posible. Esto incluye el sabor y una forma de presentarlos que sea agradable a la vista. ¡Hemos escuchado a algunas personas decir que algo no les gusta cuando nunca lo han probado! Se guían por el aspecto físico que tienen evitando comerlo. En el caso de los niños, y aun los adolescentes, los padres juegan un papel importante. Ellos tienen que comenzar a realizar cambios para que los hijos lo puedan hacer también. No podemos decirles a los hijos: «Come ensalada» cuando ellos no han visto a papá o mamá hacerlo. Tenemos que enseñar con la práctica, aun más si se trata de niños pequeños. Ellos están pendientes de lo que hacen papá y mamá.

Recomendación. Las madres, que tienen un papel muy importante en la alimentación del hogar, deben incluir dentro de su dieta diaria ciertos vegetales en forma de ensaladas. Esto les permitirá que en sus casas se pueda comer en mejor forma. Además les recomiendo evitar el sazonar los alimentos con tanto aditivo químico.

Comidas rápidas. Las mismas producen daño a nuestra salud y son muchas las razones. Muchas personas con una vida agitada acuden a los restaurantes de comida rápida como la forma más sencilla de resolver el problema de comer en un espacio de tiempo corto. ¡Lo lamentable es que también creen que se están alimentando bien! El hecho de ingerir pollo, carne, papitas y otros alimentos que estos establecimientos venden no quiere decir que aporten los nutrientes que requiere su cuerpo. Uno de los problemas es el hecho de que las comidas de este tipo tienen exceso de grasa. Casi siempre el aceite que utilizan estos establecimientos para freír es usado muchas horas y a altas temperaturas. Ya hablamos acerca del daño que esto produce al aceite. A las comidas rápidas se les agrega una cantidad excesiva de condimentos para hacerlas más agradables en su sabor. Además, tienen muy poca cantidad (en algunos caso nada) de fibra.

EL DR. FILMAN DICE «QUE LA COMIDA RÁPIDA SE HIZO PARA AFECTAR LOS SENTIDOS DE UNA MANERA MUY DIRECTA, CON UNA SEDUCCIÓN ARTIFICIOSA EN LA QUE TODOS LOS SABORES Y LOS COLORES ESTÁN ENTRELAZADOS TRATANDO DE REALIZAR UNA SERIE DE MATICES Y CUANDO SE COMBINAN UNOS CON OTROS PROVOCAN UNA EXPLOSIÓN CROMÁTICA EN EL PALADAR».

Esta es la razón por la cual las personas encuentran tan apetecibles las comidas rápidas. Pero debemos buscar más allá del sabor. ¿Qué aportan a nuestra nutrición y a qué precio estamos pagando esta comida? Las comidas rápidas son muy baratas económicamente pero muy costosas nutricionalmente hablando. Le animo a realizar un inventario del costo de comer todos los días en este tipo de establecimientos versus el preparar la comida en su casa. De seguro va a notar que el ahorro obtenido por comer las comidas rápidas es poco, y más cuando en el futuro tenga que visitar al doctor por los problemas que le ha provocado el ingerir este tipo de comida.

Añadir excesiva cantidad de sal. Otro hábito inadecuado que debemos evitar es el de agregarle mucha sal a las comidas. Estudios médicos realizados en forma extensa indican una relación directa entre este hábito y la incidencia elevada de hipertensión arterial, la cual a su vez produce daño renal. El aumento alarmante de personas padeciendo hipertensión arterial en los últimos años es un indicio de este extendido mal hábito.

Ingesta excesiva de café o té. Estos son estimulantes que deben ingerirse en forma moderada o eventual. El problema es que muchas personas los consumen en forma descontrolada y con el tiempo dañan su organismo por sobrestimulación.

Ingesta frecuente de preservativos. Son sustancias químicas que se utilizan para mantener el alimento en aparente buen estado. Además de agregarle una serie de colores y sabores artificiales para que el alimento esté apetecible.

Algunos de los preservativos más utilizados son los nitritos y nitratos que al entrar en contacto con el cuerpo van a producir una sustancia final llamada nitrosamida. Esta ha sido estudiada e identificada como agente cancerígeno. Se le relaciona al cáncer de hígado, del estómago, del cerebro, de la vejiga y de los riñones, por lo tanto ya sabemos que se han estado haciendo estudios, pero aun así se siguen utilizando este tipo de elementos. ¿Cuál es la razón por el cual los industriales dicen que se puede seguir usando este tipo de elementos? Se basan en el hecho de que algunos científicos expresan que las cantidades utilizadas en los preservativos son muy pequeñas como para producir daño en el cuerpo humano. Esto pudiera tener algún sentido si se consumieran de vez en cuando los alimentos que contienen estas sustancias, porque entonces nuestro organismo pudiera tener la capacidad de eliminarlos. Pero no es así ya que la mayoría de los alimentos están siendo preservados con este tipo de químico, lo cual a largo plazo va a producir daño al cuerpo por el efecto de acumulación.

Ingesta frecuente de colorantes artificiales. Algunos de los colorantes que se han estudiado son el amarillo número 5 y el rojo número 40. Los estudios científicos han comprobado que estos colorantes son cancerígenos. Si usted toma un tiempo para leer las etiquetas de las latas (de muchos tipos de alimentos, dulces y aun algunos alimentos que dicen que son naturales) se va a asombrar de encontrar que muchos de ellos tienen este tipo de colores artificiales. También hay otros ingredientes que se utilizan como el BHT y el BHA, que son sustancias derivadas del petróleo, las cuales algunos estudios mencionan como agentes cancerígenos.

Quizás esto explique la razón por la cual el cáncer ha aumentado en forma alarmante en los últimos veinticinco años. Otro dato alarmante es que hace unos años atrás era muy raro encontrar niños con ciertos tipos de cáncer, pero ahora eso ha cambiado. Tenemos que seleccionar lo que ingerimos. Aun las mujeres embarazadas o en período de lactancia deben tener muy en cuenta esto.

PRINCIPIOS PRÁCTICOS PARA UNA NUTRICIÓN CORRECTA

Voy a hablarles de una serie de principios prácticos que le ayudarán a cambiar algunos hábitos inadecuados en su forma de alimentarse. ¿Dieta? ¡Oh, no! ¡Qué aburrido! Una de las cosas que tenemos que tener en cuenta es que la mayoría de las personas tienen un concepto negativo de la palabra dieta. Por ejemplo cuando alguien dice: «Tengo que bajar de peso» lo primero que piensa es en hacer dietas rigurosas, y dejar de comer lo que más le gusta. Piensa en qué tendrá que comer en forma insípida. ¿Por qué piensan así la mayoría de las personas? ¡Porque eso es lo que generalmente se hace en las dietas!

Dieta no es más que la cantidad de alimento que una persona consume a diario, independientemente de la calidad de este. Por supuesto si se ingieren elementos que no aportan ningún tipo de nutrientes entonces se tiene una mala dieta. Pero si se ingieren los que sí aportan buena calidad de nutrientes entonces se tiene una buena dieta.

DIETA NO ES MÁS QUE LO QUE CONSUME UNA PERSONA DIARIAMENTE. POR CONSIGUIENTE, ¡USTED ESTÁ A DIETA TODOS LOS DÍAS!

Es la razón por la cual insisto en que se debe quitar el significado incorrecto a esta palabra porque en la psiquis de la persona representa un golpe emocional muy fuerte, al relacionarlo con reducción de peso, comidas sin sabor, sacrificio, etc. Es más prudente usar la frase **cambio de hábitos** en nuestra alimentación.

¿Cómo definiríamos hábito? Lo podemos definir como toda actividad que se realiza en forma periódica o rutinaria en la vida de una persona. Entonces, ¿Qué sería cambio de hábito? No es más que remplazar esas actividades por otras que pueden aportar ciertos beneficios. Los estudiosos de la conducta humana determinan que al hacer algo durante 21 días consecutivos entonces se establece un nuevo hábito.

Si esto lo llevamos al campo de la nutrición entonces sería el cambio de los malos hábitos nutricionales que se tienen por otros que sean beneficiosos para la salud. Si se hace un cambio de hábitos permanente no se tiene que perder el placer de comer. Por supuesto, la persona tendrá que escoger los alimentos que le convienen y cuáles no. Tendrá igualmente que estar atento a la cantidad y a la calidad del alimento necesario para suplir sus necesidades. Pero ese pequeño cambio en la manera de pensar es el primer paso hacia el camino a la alimentación saludable.

Le sugiero los siguientes principios prácticos que le ayudarán a iniciar el cambio de sus hábitos.

Haga una lista de los alimentos que está consumiendo. Esto le permitirá analizar los alimentos que usualmente ingiere. De esa forma se dará cuenta de los alimentos que debería ir quitando, no en forma prohibitiva pero si disciplinada, de su dieta. Los puede ir sustituyendo por otro tipo de alimentos.

Cambio en su ritmo de vida. Comenzar a cambiar el ritmo de vida es muy aconsejable. Por ejemplo: Si usted está mucho tiempo sentado por el tipo de trabajo que realiza, entonces deberá tomar un tiempo para hacer algún tipo de ejercicio. Puede comenzar a caminar, que es una buena forma de hacer ejercicio.

Cuando ya haya hecho este análisis de la alimentación y del estilo de vida que usted lleva le será más fácil entender e internalizar en su mente qué es lo que debe hacer para su bienestar futuro. Se puede decir entonces que usted ha comenzado a caminar por el sendero de la salud. Hipócrates, que es considerado como el padre de la medicina moderna, dijo: «Que tu alimento sea tu medicina y tu medicina sea tu alimento».

Luego de haber clarificado lo que más le conviene en su alimentación, tiene que adquirir la disciplina necesaria para ingerir lo que usted ha seleccionado que es más conveniente para su salud. Por ello el contenido de ese versículo de la Biblia le puede ser de mucha ayuda. Esto le servirá para que tenga un aliciente en su nueva forma de vivir, en su nuevo caminar y en lo nuevo que ha decidido hacer.

Las siguientes son algunas recomendaciones que les doy para mejorar sus hábitos de alimentación. Estas adicionalmente le ayudarán también a controlar su peso corporal:

Mastique bien los alimentos. Si tomamos en cuenta que el primer paso del proceso de la digestión comienza en la boca con una correcta salivación, entonces debemos masticar en forma adecuada los alimentos que deseamos ingerir. Esta práctica sencilla ayudará a que los alimentos sean preparados para la siguiente fase. La digestión de estos alimentos se podrá llevar bien en él estómago e intestino delgado. Se llevarán a cabo una serie de procesos para que el cuerpo los pueda asimilar. Desde luego también se necesita

«ES VERDAD QUE NINGUNA DISCIPLINA AL PRESENTE PARECE SER CAUSA DE GOZO, SINO DE TRISTEZA; PERO DESPUÉS DA FRUTO APACIBLE DE JUSTICIA A LOS QUE EN ELLA HAN SIDO EJERCITADOS». HEBREOS 12.11.

que el organismo esté en buena forma general para que haya una buena asimilación y plena utilización de toda esta serie de sustancias.

No ingiera cantidades abundantes de alimentos. Algunas personas consumen grandes cantidades de alimentos pensando que se están alimentando bien. Pero el organismo solamente asimila una tercera parte de todos esos alimentos. El resto es desechado como residuo. Claro está, este proceso está sujeto a una buena salud y un buen funcionamiento del organismo.

Elimine diariamente los residuos. Es importante la eliminación de estos residuos en forma regular ya que al demorarse mucho tiempo dentro del aparato digestivo puede producir sustancias tóxicas que dañan el cuerpo humano y repercute en su estado general de salud. Esta es la razón por la cual aquellas personas que sufren de estreñimiento no se sienten bien cuando tienen mucho tiempo sin poder eliminar estos residuos. ¡Por el estado de intoxicación que ellos producen al estar estancados en el aparato digestivo! Elija los alimentos que va a ingerir. Esto favorecerá el proceso de eliminación de residuos de su cuerpo.

Ingiera más alimentos naturales y preparados preferiblemente en casa. ¿Por qué preferiblemente en casa? Por la sencilla razón de que usted sabe lo que le está agregando a los mismos. Recuerde: ¡Los aditivos que usted agrega a los alimentos, los estará introduciendo en su organismo, y en los de los miembros de su familia! ¡A usted le interesa su salud y la de su familia! Cuando usted come fuera de casa, muchas cadenas de restaurantes (sobre todo de comidas rápidas) utilizan una serie de sustancias para maquillar los alimentos. Existe una carrera que se llama maquillador de alimentos. La misma se encarga de que los alimentos se vean en forma apetecible ante los ojos del consumidor.

Disminuya el consumo de grasa. Esto se logra reduciendo el consumo de alimentos fritos.

Disminuya el consumo de huevos. Los cuales aumentan el colesterol.

Disminuya el consumo de carnes de origen animal. Aquí les voy a hacer una acotación y es la siguiente: Se cree que necesitamos una gran cantidad de proteínas para mantenernos en salud, pero el cuerpo solamente absorbe un 30% de las proteínas que usted consume. El mismo organismo aporta el 70% restante de las proteínas que se requiere, pues están dentro de las enzimas que secreta para llevar a cabo los diferentes procesos metabólicos. Por lo tanto si usted está consumiendo una gran cantidad de proteína lo que está haciendo es recargar su organismo. Él solo toma el 30% y el resto lo elimina por el riñón, que es el único órgano que se encarga de la excreción del exceso de proteína bebido, ya que no tenemos la capacidad de almacenar proteínas. Esto le produce una sobrecarga de trabajo al riñón.

Disminuya la ingesta de dulces. Tipo pastelería, chocolates, cereales refinados, etc. Trate de hacer selecciones que contengan harina de tipo integral.

Disminuya el consumo de azúcares refinados y alimentos procesados. Los alimentos tienen una cantidad de nutrientes en forma natural que al ser sometidos a procesos químicos de refinamiento les hace perder dichos nutrientes. Ese es el caso de los azúcares y las harinas refinadas.

Evite los enlatados y los embutidos. La razón es que a los productos enlatados les agregan una serie de sustancias químicas para su preservación por varios meses y llegar al consumidor en aparentes buenas condiciones. Se ha comprobado que muchas de ellas producen efectos nocivos para la salud. Es decir, que este proceso de maquillaje especial (al cual se someten los embutidos) para hacerlos más apetecibles a la vista, también les añade sustancias nocivas a la salud.

Disminuya el consumo de bebidas gaseosas. Como vimos anteriormente, no aportan ningún tipo de nutrientes y contienen una serie de sustancias nocivas como la cafeína, los azúcares refinados y el ácido fosfórico que produce daño al esmalte dental.

Disminuya el consumo de sal. El mismo está directamente relacionado con la incidencia de hipertensión arterial en las personas que la consumen en grandes cantidades.

Disminuya el consumo de chile picante. ¡No, eso no! ¡Esto seguramente lo dicen los lectores mejicanos! Por eso escribí: «Disminuya» no escribí: «Elimine», ya que es un irritante para el aparato digestivo.

Evite los sabores y colores artificiales. Los cuales son tóxicos para nuestra salud y los estudios lo han demostrado.

Una pauta general que debemos seguir es la de evitar todos los excesos. Recuerde: ¡Ningún exceso lleva a algo bueno!

Me imagino a algunos de los lectores diciendo: Entonces ¿qué voy a consumir? Esto sucede porque su dieta está conformada precisamente de todas esas cosas dañinas. ¡Son la base de su alimentación y de su salud! Aquí les doy algunas alternativas:

Alimentos en forma natural. Pueden ser crudos, hervidos, al vapor o asados. Agregue la mayor cantidad posible de veces este tipo de alimentos a su dieta.

Miel de abejas, melaza o panela. Esta última se conoce en algunos países como piloncillo, raspadura, papelón, etc. Utilícelas para endulzar sus alimentos o bebidas preferentemente.

Yogurt. La leche sometida a un proceso en el cual se elimina la lactosa (azúcar) produce lo que conocemos como yogurt. Para las personas que tienen intolerancia a la lactosa es muy recomendable su ingesta ya que le aporta los nutrientes de la leche sin producir las reacciones a la lactosa. En la actualidad existe diversas formas de presentación en el mercado: natural, con frutas, ácidos, azucarados, cremosos, líquidos, con cereales, etc.

Harina integral de trigo y sus derivados. Estas aportan mayor cantidad de fibra y nutrientes. En la actualidad las dietas altas en alimentos procesados y con pocos alimentos integrales han aumentado aun más la necesidad de consumir un complemento antioxidante.

Frutas y sus jugos. Las frutas frescas y sus jugos son recomendables pues aportan gran variedad de vitaminas, minerales y fibras. Son fácilmente digeribles y recomendables para calmar el hambre de media mañana, tarde o noche. Los jugos son preferibles a los que vienen envasados porque estos últimos ya han perdido muchos de sus nutrientes. Es preferible no añadirles azúcar. A los jugos les puede añadir una cucharada de ajonjolí tostado.

Semillas. Contienen gran cantidad de ácido linoleico, el cual es esencial en los procesos celulares que favorecen el mantenimiento de la elasticidad de la piel. Su deficiencia se manifiesta en resequedad en la piel entre otros. Algunas semillas que recomiendo para su ingestión son: El girasol, almendras, nueces, maní, ajonjolí, etc.

Granola y cereales no refinados. La granola es la combinación de varios cereales integrales como la avena y el salvado de trigo como elementos base. También se le agrega maní, coco rayado, melaza, pasas, etc. Todo esto la hace muy nutritiva.

Jugos frescos de verduras. Aportan minerales y vitaminas. Algunos de los que recomiendo son: Jugo de zanahoria, naranja y remolacha. Esta última se conoce en otros países como remolacha. Jugo de manzana y apio. Jugo de espinaca y zanahoria. Jugo de perejil y pepino. Recomiendo tomarlos lejos de las comidas para su mejor absorción.

Vegetales crudos. Se deben ingerir preferentemente. Se deberá hacer solo la cocción necesaria para facilitar su masticación. La cocción excesiva les roba las vitaminas y minerales que tienen, ya que el calor degrada las vitaminas con mucha facilidad. Además les hace perder el rico contenido en agua que poseen.

Infusiones de hierbas. Tales como la manzanilla, tilo, menta, canela, romero y otros tipos. Son de agradable sabor, facilitan la digestión y tienen propiedades medicinales. Se les puede agregar una cucharadita de miel para endulzar.

Ingesta de agua. Es importante consumir de cuatro a ocho vasos de agua diariamente para favorecer la hidratación corporal. Existen investigaciones científicas que determinan que ciertos tipos de aguas tratadas bajo procedimientos especiales tienen la capacidad de rehidratar al cuerpo hasta 300 veces más de lo que lo pueden hacer las aguas potables. Le recomendaría que al comenzar el día tomara un vaso de agua en ayunas para limpiar el aparato digestivo de las toxinas acumuladas durante la noche, además ayuda al movimiento peristáltico (contracciones) del intestino grueso. De esta forma se hace más fácil la evacuación de los residuos. Lo recomendable es que se ingiera de 6 a 8 vasos de agua por día.

Es posible que las personas que sufren de estreñimiento tengan alguna dificultad inicial para la eliminación de sus residuos con el cambio del tipo de alimentación. La razón es porque su organismo no está acostumbrado a este tipo de alimentos. Pero luego como son alimentos ricos en fibras, ellos mismos permitirán que pueda haber una mejor eliminación. Aun aquellos aparatos digestivos flojos comenzarán a trabajar en mejores condiciones. Esta es una forma de empezar la adquisición de buenos hábitos alimentarios que adicionalmente favorecen la pérdida de peso.

Suplementos nutricionales. Si una persona ha estado enferma o sometido a una mala alimentación por largo tiempo, o si por alguna razón ha tenido deficiencia de una variedad de alimentos, entonces es necesario tomar un suplemento nutricional. La variedad y la calidad de los alimentos es lo que nos permite cubrir una serie de nutrientes que necesitamos. Pero si nos acostumbramos a comer solo determinado tipo de alimentos entonces no vamos a obtener el aporte nutricional requerido por el cuerpo. Ningún alimento por sí mismo contiene todo lo que necesitamos. El estilo de vida actual hace cada vez más necesaria la utilización de los suplementos nutricionales para poder obtener los nutrientes diarios que requerimos para funcionar adecuadamente.

DIETA DE TRANSICIÓN

Le recomendaré un menú tipo que puede utilizar para comenzar con los cambios de hábitos, y al mismo tiempo realizar la desintoxicación del cuerpo.

Inicio del día. Ingiera un rico plato de frutas frescas, de acuerdo a la temporada. Estas tienen mejor sabor, y contienen todas las vitaminas y minerales. Además las encuentra más económicas.

Media mañana. Si tiene hambre puede tomarse un delicioso jugo natural. Le puede agregar una o dos cucharadas de salvado de trigo o granola.

Almuerzo (lunch). Se puede comer un sabroso plato de ensalada aderezada con limón, sal y aceite de oliva. Es recomendable evitar lo más posible los aderezos comerciales, ya que estos son altos en sodio. Además puede comer un muslo de pollo, unos 150 gramos de carne roja o de pescado. Es preferible, cualquiera que sea su elección entre estos tres tipos de carnes, que la ingiera asada, hervida o guisada. La puede acompañar con media taza de arroz.

Media tarde. Se puede tomar una bebida aromática (té de manzanilla, menta, etc.) o un yogur preferiblemente sin azúcar. Usted le puede poner algo de miel o mermelada de su sabor preferido.

Noche. Puede prepararse un sándwich de vegetales, con una rebanada de queso con poca grasa, también le puede agregar un poco de alfalfa. Estos son brotes de semillas que se encuentran en la mayoría de los supermercados. Son muy ricos y con efecto benéfico para los riñones.

Si toma este menú tipo de un día le servirá como base para hacer algunas variaciones y preparar el menú tipo para el resto de la semana. Si a esto le suma las caminatas diarias, entonces encontrará que le va a ayudar a bajar de peso.

LEYES DIETÉTICAS PARA LA SALUD

La correcta nutrición siempre ha sido un tema de importancia. Es tan antiguo como la misma raza humana. El cuerpo fue creado por Dios con un diseño que requiere el aporte de nutrientes diarios para su mantenimiento en buenas condiciones de salud. Es por ello que Dios mismo intervino para aportar algunas leyes dietéticas al pueblo de Israel de modo que mantuvieran una buena condición física.

La Biblia nos habla de estas leyes dietéticas en el capítulo 11 del libro de Levítico. Es interesante observar que Dios habla sobre ciertos animales que eran considerados por Él como inmundos, no solamente por razones de índole religiosa sino por los potenciales problemas de salud que podrían ocasionar a las personas que los ingirieran con cierta frecuencia.

La pregunta que surge es: Estas leyes dietéticas ¿sólo serían beneficiosas para el pueblo de Israel en el tiempo del Antiguo Testamento, o tendrán repercusión también en la actualidad? Cuando Dios hizo al hombre le dio ciertas características a su cuerpo y determinó ciertos principios y leyes naturales que este debía cumplir para mantenerse en buen estado de salud. La ruptura de estas leyes naturales produciría la aparición de las enfermedades en él. Por ejemplo, la longevidad que tenía el hombre en los tiempos bíblicos era larga. En la actualidad se han estudiado pueblos que experimentan gran longevidad y uno de los hallazgos que se han encontrado es que mantienen una dieta balanceada, natural, baja en grasa, baja en alimentos refinados, baja en azúcares, muy alta en vegetales y muy alta en elementos integrales.

Volviendo a las leyes dietéticas contenidas en el libro de Levítico, allí podemos ver una lista de los animales que eran considerados por Dios como inmundos. Algunos de ellos eran el camello, el cerdo, los peces que no tenían aletas ni escamas, el águila, el buitre, etc. De esta lista voy a comentarles sobre uno en particular: el cerdo. Este es uno de los que la gente consume con mayor frecuencia. Este animal tiene ciertas características interesantes. Como recordaremos el cerdo se alimenta en el mismo lugar donde deposita sus desechos. Le gusta revolcarse en lo sucio, por lo tanto ingiere una gran cantidad de toxinas. Uno de los problemas que presenta es que su cuerpo no puede eliminar las toxinas a través de la piel, por lo cual las deposita debajo de ella. Esta parte es denominada como «Chicharrón» en América Latina y es consumida por las personas por su agradable sabor, pero consumen también parte de las toxinas acumuladas en ella.

Otro problema es la cantidad de grasa que contiene la carne de cerdo, lo cual no es nada saludable. Sabemos que la carne es rica en hierro y proteínas, pero en comparación con los beneficios que nos puede aportar es preferible buscar otra alternativa con otro tipo de carne. Otro problema que tiene el cerdo es que es hospedador (solamente es portador pero no sufre la enfermedad) dentro de su carne de un parásito que en el hombre se hace infeccioso que es la tenia solium. En algunos países latinoamericanos le llaman popularmente «solitaria». El ser humano es el único que se da el lujo de que en él crezca este tipo de parásito, y su transmisor es el cerdo. Todas estas circunstancias que rodean al cerdo nos deben hacer reflexionar sobre los escasos beneficios que nos aporta en comparación con los daños que nos puede producir.

Entonces, si comemos alimentos ricos en colesterol, como el huevo, y alimentos ricos en grasa, tendremos la predisposición a tener cantidades elevadas en colesterol y grasa y por ende los problemas que acarrean, como son los problemas cardíacos, arteriosclerosis y obesidad, ya que la grasa que usted ingiera en exceso se acumula en su cuerpo.

Podemos ver que Dios, cuando hizo este tipo de leyes, estaba cuidando del hombre no solamente en lo relativo a sus creencias, sino también estaba pensando en la salud del ser humano, y usted puede ver que la mayoría de los investigadores en este campo recomiendan evitar estos tipos de alimentos por lo dañino que son.

Entonces, al evaluar los alimentos de esta lista, podemos observar que muchos de ellos no tienen la calidad suficiente para aportar los nutrientes adecuados; por ello es mejor evitarlos, y es aquí donde entra en juego la voluntad del ser humano. Siempre tendremos que elegir entre aquello que nos beneficia y lo que no. Nuestra voluntad tendrá que ser ejercitada para crear correctos hábitos de alimentación. A través de ellos nosotros dominaremos a los alimentos, y no a la inversa. En la actualidad muchas personas están dobladas en su voluntad y los alimentos tienen un feroz dominio sobre ellos llevándoles a una muerte lenta y silenciosa. Seleccionar comidas naturales, que son ricas en nutrientes y ricas en energía, nos introduce en un mundo de disciplina.

Dios no solamente creó las leyes dietéticas sino que también creó una gran variedad de alimentos. Los creó con diferentes colores para que esta variedad produjera estimulación a la vista. Con variados sabores (dulces, ácidos o los neutrales) para que agradara al gusto. Con diferentes olores para estimular al olfato. Con diferentes consistencias (suaves, firmes, crocantes) para apelar al tacto. Con variadas formas (redondas, ovaladas, alargadas, etc.) para escoger la que nos gustara. Todo esto ¿para qué? Simplemente para evitar la monotonía, de esta manera un buen régimen de alimentación puede satisfacer el apetito, la vista y todos los

> TODAS LAS COSAS ME SON LÍCITAS, MAS NO TODAS CONVIENEN; TODAS LAS COSAS ME SON LÍCITAS, MAS YO NO ME DEJARÉ DOMINAR DE NINGUNA.
>
> 1 CORINTIOS 6.12.

demás sentidos, además de proveernos los nutrientes vitales que estamos necesitando. Entonces es importante tomar en cuenta el comer estos tipos de alimentos diariamente y sobre todo alimentos crudos como las frutas y hortalizas por el aporte de vitaminas y minerales que ellos nos dan. Algo que debemos tener en cuenta es el hecho de que la variedad de estos alimentos es lo que nos va a aportar la cantidad de nutrientes necesarios, por lo tanto no debemos ser monótonos en cuanto a la utilización de un tipo de alimento.

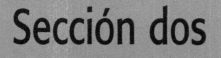

Sección dos

Salud

DIABETES

Mi esposa Nelly le habló de una serie de conceptos en la sección anterior. ¿Verdad que estuvo interesante? En esta segunda sección, le presentaré información general de salud pública sobre una serie de enfermedades tales como la diabetes, la obesidad, las enfermedades del corazón y el cáncer. Estas afecciones son en la actualidad causa de muchas muertes en la población de los Estados Unidos y otros países. Mi intención, al tratar estos temas, es aportar información valiosa y útil para la prevención de ellas.

¿Qué es la diabetes?

La diabetes es una enfermedad en la cual las concentraciones de glucosa en la sangre están por encima de los valores normales. A las personas con diabetes les cuesta trabajo convertir los alimentos en energía. Después de una comida, los alimentos se desdoblan para producir un azúcar llamado glucosa, el cual es transportado por la sangre a las células de todo el cuerpo. Con la insulina, que es una hormona que se produce en el páncreas, las células convierten la glucosa de la sangre en energía.

TIPOS DE DIABETES

DIABETES
194 MILLONES DE PERSONAS EN EL MUNDO SUFREN DE DIABETES Y SE ESTIMA QUE EL NÚMERO AUMENTARÁ A 300 MILLONES PARA EL AÑO 2025. ESTE INCREÍBLE AUMENTO EN LA APARICIÓN DE NUEVOS CASOS DE DIABETES ES EL RESULTADO DE LA RESISTENCIA A LA INSULINA.

Diabetes tipo 1

Se conocía antes como diabetes juvenil o insulinodependiente; por lo general se diagnostica inicialmente en niños, adolescentes o adultos jóvenes. En este tipo de diabetes, las células beta del páncreas ya no producen insulina porque el sistema inmunitario del cuerpo las ha atacado y destruido. El tratamiento de la diabetes tipo 1 consiste en aplicarse inyecciones de insulina o usar una bomba de insulina, escoger muy bien el tipo de alimentos que se comen, hacer ejercicio periódicamente, tomar aspirina todos los días (en algunos casos) y controlar la tensión arterial y el colesterol. Se puede controlar la diabetes tipo 1 manteniendo un equilibrio entre la comida, la actividad física y el uso apropiado de las inyecciones de insulina.

Diabetes tipo 2

La diabetes tipo 2, que se conocía antes como diabetes de comienzo en la edad adulta o diabetes no insulinodependiente, es la forma más frecuente de ese mal. Puede aparecer a cualquier edad, incluso durante la infancia. Generalmente comienza con resistencia a la insulina, que es una afección en la que las células de grasa, de los músculos y del hígado, no usan la insulina correctamente. Al principio, el páncreas le hace frente al aumento de la demanda produciendo más insulina. Sin embargo, con el paso del tiempo pierde la capacidad de secretar suficiente insulina en respuesta a las comidas. Llega un momento en que el páncreas no puede producir suficiente insulina para satisfacer las necesidades del cuerpo. Como resultado, la cantidad de glucosa de la sangre aumenta, mientras que a las células les hace falta energía. Con el paso de los años, las concentraciones altas de glucosa en la sangre dañan los nervios y los vasos sanguíneos, conduciendo a complicaciones como enfermedades del corazón, apoplejías, ceguera, afecciones renales, problemas de los nervios, infecciones de las encías y amputaciones.

¿Cuáles son los síntomas de la diabetes?

Los síntomas más conocidos son mucha sed y ganas de orinar. Otros síntomas de la diabetes incluyen hambre constante, cansancio, piel reseca e infecciones frecuentes. Algunas personas notan pérdida de peso. Se sienten enfermas, vomitan o les da dolor de estómago. La forma en que los síntomas se manifiestan en los dos tipos de diabetes es diferente. En la tipo 1 los síntomas antes descritos aparecen de manera temprana porque la cantidad de glucosa en la sangre se eleva rápidamente, lo cual conduce a deshidratación y pérdida de peso. En cambio, las personas que padecen la tipo 2 empiezan a tener los síntomas ya descritos poco a poco, y es común que el paciente acuda al médico cuando varios de ellos ya se han manifestado.

¿Cuáles son los signos y síntomas de la diabetes tipo 2?

Muchas personas no presentan signos ni síntomas. Estos pueden ser tan leves que a veces ni se notan.

Se debe prestar atención a la presencia de:

- más sed
- más hambre
- fatiga
- más excreción de orina, especialmente de noche

EN LOS ESTADOS UNIDOS UNO DE CADA DIEZ HISPANOS PADECE DE DIABETES TIPO I.

LA MAYORÍA DE LAS PERSONAS CON DIABETES TIPO 2 LA ADQUIEREN DESPUÉS DE LOS TREINTA AÑOS DE EDAD. NUEVE DE DIEZ LATINOS CON DIABETES SUFREN LA TIPO 2.

CERCA DE SEIS MILLONES DE PERSONAS EN LOS ESTADOS UNIDOS SUFREN DIABETES TIPO 2 Y NO LO SABEN.

LOS RESULTADOS DE
UN IMPORTANTE
ESTUDIO REALIZADO
CON PRESUPUESTO
FEDERAL, LLAMADO
PROGRAMA DE
PREVENCIÓN DE LA
DIABETES (DIABETES
PREVENTION
PROGRAM, DPP),
MOSTRARON CÓMO
SE PUEDE PREVENIR
LA DIABETES TIPO 2.
ESTE ESTUDIO,
REALIZADO EN 3.234
PERSONAS CON ALTO
RIESGO DE CONTRAER
DIABETES, REVELÓ
QUE LA DIETA Y
EL EJERCICIO
MODERADOS, CON
LOS QUE SE LOGRA
UN DESCENSO DEL
PESO EN UN 5 A 7
POR CIENTO, PODÍAN
RETRASAR Y
POSIBLEMENTE
PREVENIR LA
DIABETES TIPO 2.

- pérdida de peso
- visión borrosa
- heridas que no sanan.

Factores de riesgo que pueden causar la diabetes tipo 2

- Antecedentes familiares
- Tener más de treinta años de edad
- Falta de ejercicio
- Exceso de peso.

La obesidad combinada con la actividad física limitada y el consumo de alimentos ricos en hidratos de carbono (carne, pan, embutidos y pastas) son considerados factores de riesgo para contraerla. Como podemos ver, existe una relación muy estrecha entre el aumentar de peso excesivamente y la predisposición a contraer diabetes. Esto puede explicar el por qué del aumento en las cifras de hispanos que contraen anualmente esta enfermedad en los Estados Unidos.

Diagnóstico

Si una persona presenta varios de estos síntomas, es bueno que acuda a su médico para que le ayude a realizar el diagnóstico de esta enfermedad. El médico someterá al paciente a un interrogatorio para identificar más claramente los síntomas antes descritos. Le solicitará un análisis de orina y sangre. En algunos casos, el paciente deberá someterse a una clase de análisis de sangre llamado «prueba de tolerancia oral a la glucosa», que consiste en la obtención de una muestra de sangre en ayunas para medir el valor del azúcar. Después, se le suministra una solución especial que contiene una cantidad normal de glucosa. Durante las siguientes tres horas se obtienen nuevas muestras. Este examen se realiza principalmente a mujeres embarazadas. Los especialistas consideran que una persona padece diabetes si sus cifras de glucosa en ayunas son mayores a 126 miligramos por decilitro de sangre. Una vez que el médico diagnostica la enfermedad, y dependiendo del tipo, prescribirá el tratamiento adecuado.

Es recomendable que la persona que ha sido diagnosticada con diabetes realice el automonitoreo. Para ello, existen en el mercado aparatos que proporcionan cifras confiables sobre los niveles de azúcar en la sangre. De igual manera es necesario que tenga conocimiento de la enfermedad.

Otra alternativa que existe son algunos productos naturales y complementos alimenticios que alivian algunos síntomas de la diabetes, reducen el colesterol y la obesidad, lo cual mejora el estado de salud del paciente.

Finalmente es de suma importancia seguir las siguientes recomendaciones para prevenir la diabetes. Si la persona tiene antecedentes familiares, es necesario mantener vigilancia periódica de los niveles de azúcar. Es recomendable seguir un régimen alimenticio saludable, así como un plan de ejercicio adecuado, para no tener sobrepeso u obesidad. Disminuir o evitar el consumo de golosinas y utilizar sustitutos de sal y azúcar.

El control de la diabetes

Los dos tipos de diabetes (tipos 1 y 2) pueden causar graves daños a su cuerpo cuando los niveles de azúcar y grasa son constantemente elevados en la sangre. Los problemas más comunes son del corazón, los riñones, la vista, el sistema nervioso y los pies. Estudios recientes sobre diabetes indican que se pueden controlar estos problemas si el azúcar en la sangre se mantiene en un nivel lo más normal posible, pierde peso y hace ejercicios físicos.

¿Por qué es importante controlar la diabetes?

Hay buenas noticias para las personas con diabetes. Basado en un extenso estudio sobre el control y las complicaciones de la diabetes, los científicos descubrieron en 1993 que, al mantener la glucosa a un nivel casi normal la mayor parte del tiempo, la gente puede evitar y controlar algunos de los graves problemas de salud causados por la diabetes. El estudio indicó que las complicaciones de la vista, riñones y del sistema nervioso se pueden reducir en un 50 por ciento. Aunque los participantes en este estudio tenían diabetes tipo 1, muchos científicos creen que las personas con diabetes tipo 2 también pueden evitar los problemas al controlar sus niveles de azúcar en la sangre.

¿Cómo se puede controlar la diabetes?

Los diabéticos pueden controlar su nivel de azúcar (o glucosa) diariamente si mantienen el equilibrio en la comida, la actividad física y la medicina que su médico les receta. Es más, le tienen que pedir ayuda a los profesionales de la salud para planear sus comidas, para saber qué tipos de alimentos deben comer, los ejercicios que pueden hacer y para aprender a medir personalmente el nivel de azúcar en la sangre. Los profesionales de la salud también les pueden ayudar a conseguir más información sobre estos temas.

Recomendaciones nutricionales para las personas diabéticas

Lo más recomendable es aprender cuáles alimentos son más saludables para comer y aprender a prepararlos con una mínima cantidad de grasa, sal y azúcar. También es recomendable tomar en cuenta lo siguiente:

- **Horario:** Es importante tener tres comidas al día, comer la cantidad adecuada y a la misma hora todos los días. Deben pedirle a su dietista que les ayuden a planear las comidas.

- **Meriendas:** Es posible que los profesionales de la salud le digan que también coma meriendas entre el almuerzo, la cena y otra vez antes de acostarse. Su dietista o nutricionista debe enseñarle cómo mantener un equilibrio entre sus actividades diarias y el número de calorías en los alimentos que usted debe incluir en su alimentación diaria.

- **Variedad de alimentos:** Deben incluir una variedad de comidas en su dieta para que su cuerpo obtenga todos los nutrientes que necesita. Es importante ingerir alimentos de los diferentes grupos alimenticios.

- **Bajos en grasa:** Las comidas horneadas, a la parrilla, al vapor o hervidas en agua son más saludables que los alimentos fritos.

Los diabéticos sólo deben comer aquellas carnes que tengan muy poca grasa. Los productos lácteos (leche, queso, yogur y otros) también deben tener poca o nada de grasa.

- **Ingiera poca azúcar:** Si los diabéticos ingieren azúcar, aumentan mucho el nivel de esta en la sangre, lo cual es perjudicial.

- **Ingiera menos sal:** Para evitar la presión arterial alta y prevenir problemas de los riñones es importante comer menos sal.

- **Evite el consumo de alcohol:** El nivel de azúcar en la sangre le puede bajar peligrosamente si usted toma cerveza, vino o licores destilados. Cuando se toma alcohol, el hígado no puede ayudar al cuerpo a mantener un nivel correcto de azúcar en la sangre porque se dedica sólo a procesar el alcohol presente en el organismo. El tomar alcohol puede causar niveles bajos de azúcar en la sangre, especialmente si el diabético no ha comido. Además, el alcohol puede causar reacciones peligrosas con los medicamentos que toma. Las bebidas alcohólicas también tienen muchas calorías y le pueden causar dificultad en el control del peso.

Voy a agregar algunas recomendaciones (apoyado en información pública del Centro Coordinador Nacional de Información sobre Diabetes de Estados Unidos) para aquellas personas que sufren de este mal. Las mismas pueden controlar el azúcar sanguíneo (también llamada glucosa sanguínea) aprendiendo a comer alimentos sanos, haciendo suficiente ejercicio y manteniendo un peso saludable. Nos ocuparemos de la forma de incorporar a la dieta, para la diabetes, los grupos de alimentos: los almidones, las verduras, las frutas, lácteos y proteínas, grasas y dulces.

Al incorporar diferentes alimentos se reciben todos los nutrientes, las vitaminas y minerales que necesita el organismo. Por eso es necesario tener información sobre la manera de comer para controlar la diabetes; pero eso no excusa visitar regularmente al médico especialista y concordar con él en un plan de control en el cual se incluya la alimentación. Seguramente él dirá que un peso corporal saludable también ayuda a controlar el azúcar en la sangre, las grasas y disminuir la presión arterial. Muchas personas con diabetes también necesitan tomar medicamentos para ayudar a controlar el azúcar sanguíneo.

Almidones

Los alimentos que contienen grandes cantidades de almidones son el pan, los granos, los cereales, las pastas y las verduras feculentas. Hasta hace algunos años se creía que no se debía comer muchos almidones, pero este consejo ya no tiene fundamento. Ingerir almidones es saludable para todos, incluyendo a las personas con diabetes, si saben administrarlos y combinarlos con otras comidas.

El número de porciones que se deben comer cada día depende de las calorías que se necesitan y muy especialmente del plan de tratamiento para la diabetes. Los almidones proporcionan energía, vitaminas y minerales, así como fibra comestible. Los almidones integrales son saludables porque tienen más vitaminas, minerales y fibra comestible. Esta última ayuda a tener evacuaciones intestinales regulares.

Se podría necesitar comer una, dos o tres porciones de almidones en cada comida. Si se requiere más de una porción en cada comida, hay que escoger varios alimentos con almidones o escoger dos o tres porciones de un solo almidón. Se debe consultar siempre con el médico.

Algunos consejos útiles a la hora de comprar, preparar y comer estos alimentos pueden ayudar:

- Comprar preferentemente panes y cereales integrales.

- Comer menos almidones fritos y con mucha grasa, tales como las tortillas y papas fritas, pasteles o panecillos.

- Para acompañar alimentos con almidones, es preferible leche, yogures y crema sin grasa o bajos en grasa.

- Usar mostaza en vez de mayonesa para preparar su sándwich. Use sustitutos bajos en grasa o sin grasa, como mayonesa o margarina baja en grasa, para el pan, panecillos o tostadas.

- Usar aceite vegetal en aerosol en lugar de aceite, manteca vegetal, mantequilla o margarina.

- Usar mermelada sin azúcar para acompañar panes o tostadas.

Las frutas

Las frutas proporcionan energía, vitaminas y minerales y fibra comestible.

El número de porciones que se deben comer cada día depende de las calorías que se necesitan y del plan de control de la diabetes.

Se podrían necesitar una o dos porciones de fruta en cada comida. Al igual que con los anteriores grupos, si se necesita comer más de una porción en una comida, hay que escoger varios tipos de frutas o comer dos o tres porciones de una sola.

Hay que revisar con detenimiento estos consejos:

- Comprar las frutas más pequeñas.

- Prefiera comer frutas en vez de beber el jugo de las mismas, ya que de esa manera se satisface más.

- Comer fruta cruda, como jugo sin azúcar agregada, enlatada en su propio jugo o seca.

- Comprar jugo de fruta que sea 100% extracto y sin azúcar agregada.

- Beber jugos de frutas en pequeñas cantidades.

- Reservar los postres de frutas con mucha azúcar y grasa, tales como los pasteles de durazno o pastel de cereza, para ocasiones muy especiales.

Las grasas

Las grasas y los aceites ocupan la cúspide de la pirámide de los alimentos. Esto quiere decir que se debe comer pequeñas cantidades de grasas y aceites porque contienen muchas calorías. Algunas grasas y aceites también contienen grasas saturadas y colesterol, que no ayudan ni a las personas con diabetes ni al resto de los seres humanos.

Hay que tener en cuenta que se ingieren grasas con otro tipo de alimentos, tales como las carnes y algunos productos derivados de la leche.

La comida con mucha grasa es, en general, muy sabrosa. Pero si se comen alimentos con mucha grasa en pequeñas cantidades, esto ayudará a adelgazar, controlar el azúcar y las grasas de la sangre, y disminuir la presión arterial. En la comida se puede incluir una o dos porciones de grasa.

En la cúspide de la pirámide de los alimentos también se encuentran las comidas dulces. Esto indica que se deben comer pequeñas cantidades de ellas.

Las comidas dulces contienen muchas calorías y su valor nutritivo es escaso. Algunas también contienen mucha grasa, como las tortas, pasteles y galletas. Pueden además contener grasas saturadas y colesterol. Si se acostumbra a comer dulces en pequeñas cantidades se puede adelgazar, controlar el azúcar y las grasas de la sangre, así como disminuir la presión arterial.

De vez en cuando, se puede comer una porción de comidas dulces. Hay que preguntar al educador para la diabetes cómo adaptar las comidas dulces en el plan de ingesta. En general, se puede tomar una porción de helado sin azúcar, refresco de dieta, yogur sin grasa o una bebida de chocolate caliente sin azúcar. Es importante recordar que los alimentos sin grasa y con poca azúcar, de todas maneras contienen calorías. Hay que consumirlos como parte del plan de comidas.

Recomendaciones sobre la actividad física que deben practicar las personas diabéticas

- **Ser más activos.** Si hacen más actividades físicas, van a sentirse mejor y controlarán su peso y el nivel de azúcar en la sangre. Las actividades físicas ayudan a reducir la presión de la sangre y a darles un corazón más fuerte.

- **Comience poco a poco.** Si usted no está acostumbrado a hacer ninguna actividad física o ejercicio, hay que hablar con un profesional de la salud antes de comenzar. Unos cinco a diez minutos de actividad física diaria le ayudarán. Según mejore su condición o estado físico, usted puede aumentar por unos minutos más el tiempo que dedica al ejercicio. Si siente algún dolor, descanse y espere a que se le pase. Si el dolor regresa, hable con los profesionales de la salud antes de seguir con el ejercicio.

- **Haga actividad física todos los días.** Es mejor caminar diez o veinte minutos al día, que caminar una hora una vez a la semana. Si usted es físicamente activo pero desea hacer más ejercicio, consulte con los profesionales de la salud sobre cuánto ejercicio más puede hacer sin poner en peligro su salud.

Recomendaciones sobre los medicamentos para la diabetes

Los diabéticos ingieren pastillas o utilizan insulina para controlar su enfermedad. Deben pedirle al médico que les explique cómo funcionan sus medicamentos. Es importante saber cuándo y cómo tomarlos. El nivel de azúcar en la sangre puede bajar mucho al tomar pastillas para la diabetes. Si además toman otros medicamentos que se venden con o sin receta médica o remedios caseros, deben preguntarle a su médico qué efecto pueden tener con relación a sus medicamentos para la diabetes. También deben tener siempre suficientes medicamentos a su disposición.

Si usted se inyecta insulina, los profesionales de la salud pueden informarle sobre cómo inyectarse, cuándo necesitan cambiar la dosis de insulina, y cómo desechar las agujas de la manera más segura posible.

Grupos de apoyo

Las personas diabéticas pueden recibir una gran ayuda al hablar con otras personas que comparten problemas similares a los de ellos. Es bueno por ello considerar la posibilidad de asistir a un grupo de apoyo en que las personas que recién descubrieron que tienen diabetes puedan aprender de otros que han tenido la enfermedad por más tiempo. Las personas que pertenecen a los grupos de apoyo pueden conversar y comparar sus experiencias y sentimientos sobre la diabetes. También pueden expresar ideas sobre las formas de cuidarse, preparar las comidas, qué es una dieta adecuada y aumentar la actividad física. Los familiares también a veces participan en los grupos de apoyo. Los profesionales de la salud le pueden quizás informar sobre los grupos de apoyo en los que puedan participar.

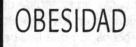

OBESIDAD

Según las estadísticas publicadas, este problema va en aumento desde hace varios años. Entre 1960 y 1962 el porcentaje de la población con problemas de obesidad era de 24.4%. Entre 1976 y 1980 era de 25.4% y los reportes para 1997 indicaban ya que más del 66% de la población en los Estados Unidos presentaba problemas de sobrepeso.

Antecedentes

¿Cómo pudimos llegar a esta situación tan lamentable? Antes de la Segunda Guerra Mundial, la preocupación se centraba en los trastornos de la salud causados por la deficiencia de nutrientes como por ejemplo, el hambre, la desnutrición y el beríberi. A medida que los Estados Unidos fueron transformándose en más prósperos, la atención comenzó a trasladarse desde las deficiencias nutricionales a trastornos que se relacionaban con el consumo excesivo como las enfermedades cardíacas, el colesterol elevado y la diabetes tipo 2. Sin

Los americanos gastan más de 30 billones de dólares al año en programas y productos para adelgazar. Uno de cada tres adultos en los Estados Unidos (incluyendo los afroamericanos, hispanos y otras minorías) presenta obesidad, la cual fue declarada recientemente enfermedad nacional.

embargo, en la década de los setenta, la falta de seguridad en los alimentos era todavía la mayor preocupación que tenía este país, al tiempo que comenzaban a desarrollarse programas sociales y de salud. En las décadas de los ochenta y de los noventa, el interés recayó en la nutrición y su impacto en las enfermedades crónicas; y se centró especialmente la atención en la grasa dietaria. Sólo en la última década se identificó a la obesidad y al sobrepeso como un importante problema de la salud pública.

Para expresarlo de manera sencilla, el aumento de peso se produce cuando las calorías que se consumen (en las comidas y bebidas) superan a las calorías que se gastan (a través del metabolismo basal, el efecto térmico de los alimentos y la actividad física). El aumento en el sobrepeso y en la obesidad puede atribuirse a un desequilibrio entre las calorías consumidas y las gastadas, desequilibrio que se originó en los cambios graduales que se fueron produciendo en un complejo conjunto de factores sociales. Las personas son ahora menos activas en todos los aspectos de su vida cotidiana. El trabajo y el tiempo libre se transformaron en mucho más sedentarios. Los hábitos alimenticios, tales como la composición de la dieta, las comidas fuera de la casa y el tamaño de las porciones también se fueron modificando. Se produjo, asimismo, un cambio en la forma de diseñar y construir a las comunidades. A menudo, existe una falta de recursos o previsión para diseñar entornos urbanos y suburbanos que alienten estilos de vida activos, como por ejemplo, con aceras y senderos para caminar. Otras áreas que deben ser también investigadas son el impacto que tienen los factores genéticos y sicosociales en el desarrollo del sobrepeso y la obesidad.

Obesidad en los niños

Según diferentes estadísticas, el problema de la obesidad también está afectando a los niños. La mayoría de la gente está al tanto del considerable aumento de niños obesos en los Estados Unidos. Actualmente se estima que uno de cada tres infantes es obeso o está al borde de la obesidad y con probabilidades de desarrollar diabetes tipo 2.

Esta tendencia la estamos enfrentando debido a que nuestros niños están ingiriendo demasiadas calorías y tienen muy poca actividad. Además los medios más populares comercializan las comidas rápidas y las actividades sedentarias para nuestros niños. Cada vez más, ellos tienen la opción de elegir alimentos procesados y baratos; el consumo de comidas rápidas parece ser otra opción para los padres sometidos al estrés de esta vida moderna. Las escuelas, por su parte, ofrecen bebidas gaseosas y caramelos; las comunidades hacen que manejar se vuelva una necesidad y caminar sea prácticamente imposible. En otras palabras, nuestros niños no reciben la nutrición ni el ejercicio que necesitan.

Las revistas de moda nos siguen mostrando modelos extremadamente delgadas de talla 3 o 4, tratando de vender la imagen de la mujer ideal; pero la realidad es que más del 80% de las mujeres en Estados Unidos están por encima de la talla 10.

¿Cómo podemos saber a ciencia cierta si estamos obesos?

El sobrepeso y la obesidad se diagnostican midiendo el ÍNDICE DE MASA CORPORAL (IMC) que se explica como el peso corporal en relación con la estatura.

LAS VENTAS EN ATAÚDES DE MEDIDAS EXTRAGRANDES HA AUMENTADO EL 20% EN LOS ÚLTIMOS 5 AÑOS, CON EL MAYOR AUMENTO EN EL PASADO AÑO.

Se calcula dividiendo el peso en kilos, por la talla en metros elevada al cuadrado.

> IMC = peso (kilogramos)/talla (metros)

Investigadores de los Centros para el Control y Prevención de las Enfermedades [Centers for Disease Control and Prevention], y profesionales de la salud utilizan el índice de masa corporal (IMC) como el método preferido para determinar si un adulto tiene sobrepeso o es obeso, pese a que existen y se utilizan otros métodos también. El IMC es un cálculo que divide el peso en kilogramos de una persona por su altura expresada en metros al cuadrado (IMC= [kg/m^2]. El IMC también puede calcularse en libras y pulgadas: IMC = [lbs/inch^2] x 703.

La pauta general que actualmente recomiendan los Centros para el Control y la Prevención de las Enfermedades es que aquellos individuos que tienen un IMC entre 25 y 29.9 tienen sobrepeso y quienes tienen un IMC superior a 30 son considerados obesos. Es decir cuando el IMC es:

- Menor a 23, usted está en el peso ideal.

- De 23 a 25, se considera sobrepeso.

- De 26 a 30, obesidad grado I.

- De 31 a 40, obesidad grado II.

- Mayor de 40, obesidad III o mórbida.

Las tablas pueden verse en el sitio web de los Centros para el Control y la Prevención de las Enfermedades:

- www.cdc.gov/nccdphp/dnpa/bmi/bmi-adult.htm.

La obesidad es un síndrome en el que varios factores se unen para producirla. Entre ellos tenemos:

La falta de nutrición. Es uno de los factores más importantes, ya que la alimentación actual está basada casi en el 80% de alimentos procesados que no le dan al organismo los nutrientes necesarios para un buen metabolismo, incluyendo el de las grasas.

Sedentarismo. El estilo de vida del estadounidense promedio no incluye actividad física. Más del 50% de la población reporta no hacer ejercicio frecuentemente y el 25% reporta no hacer ejercicio nunca.

Dietas de hambre. La obesidad no puede ser solucionada con «dietas de hambre» o la pastilla milagrosa que todos quisiéramos encontrar. Las dietas con restricción de calorías tan famosas en todas las revistas han contribuido enormemente al sobrepeso, ya que no explican con claridad que la pérdida de peso «rápida» no va con la fisiología y se consumirá masa muscular que la persona obesa necesita desesperadamente para consumir calorías y quemar grasa.

No es recomendable perder más de dos libras por semana. Si se pierde más, se estará consumiendo músculo o perdiendo líquidos corporales que dan la sensación de pérdida de peso que no es real.

La única solución para el problema de la obesidad radica en la modificación de nuestros hábitos de alimentación, agregar suplementos nutricionales con gran biodisponibilidad a la dieta y cambiar poco a poco nuestro estilo de vida incorporando ejercicio moderado a nuestra rutina diaria por lo menos tres veces por semana.

La obesidad también tiene relación directa con las enfermedades del corazón, que actualmente matan a más del 50% de la población estadounidense, tales como la hiperlipidemia que consiste en las cifras de colesterol y triglicéridos elevadas en la sangre. La obesidad por sí misma es una condición que aumenta el riesgo de enfermedades coronarias y vasculares.

Se ha admitido que la asociación entre hipertensión arterial y obesidad empeora el pronóstico cardiovascular. Está demostrado que el sobrepeso,

CONSECUENCIAS DEL SOBREPESO

LOS EXPERTOS ASEGURAN QUE MÁS DEL 80% DE LOS CASOS DE DIABETES MELLITUS TIPO 2 (NO INSULINO DEPENDIENTE O TAMBIÉN LLAMADA DIABETES DEL ADULTO) ES DEBIDA A EXCESO DE PESO.

además de elevar las presiones arteriales, limita la efectividad de los fármacos, de tal forma que a mayor sobrepeso mayor cantidad de fármacos y peor control de las cifras tensionales. La reducción del sobrepeso es una medida esencial del tratamiento de la hipertensión, pero no es necesario llegar al peso ideal: una pérdida de 3 a 4 kilogramos repercute de forma importante en el control tensional. El sobrepeso es una de las principales causas de hipertensión resistente a fármacos, es decir, de hipertensión que es de muy difícil control; y si usted es un hipertenso obeso debe esforzarse por adelgazar aunque esté siendo tratado con fármacos antihipertensivos.

Algunas cosas que debe recordar son:

- La tensión alta es mucho más frecuente en personas con sobrepeso.

- Cuando una persona gana peso, la tensión tiende a aumentar; cuando una persona pierde peso, la tensión a menudo baja.

- En algunos pacientes, la pérdida de peso puede incluso hacer que se controle la hipertensión y que hasta llegue a no necesitar medicamentos, sobre todo en aquellos que la tensión no es demasiado alta.

- También se asocia a colelitiasis (piedras en la vesícula biliar), artritis y algunos tipos de cáncer, particularmente el de seno. El sobrepeso también se asocia con más frecuencia al aumento del ácido úrico. Con el sobrepeso también se producen alteraciones endocrinas que se pueden manifestar como irregularidades en el ciclo menstrual de las mujeres o incluso retraso en el crecimiento de los niños. Por otra parte con el sobrepeso las articulaciones sufren más, favoreciendo la aparición de problemas articulares que derivan en artrosis. También existen datos que indican que la obesidad es un factor importante en el desarrollo de ciertos tipos de problemas de la vejiga.

El estilo de vida saludable y el manejo del peso corporal

Es posible lograr un estilo de vida saludable y manejar el peso corporal si se practica actividad física de manera periódica y se mejoran los hábitos de alimentación. Los padres deberían constituirse en modelos a seguir por sus hijos, para establecer en ellos un estilo de vida saludable que se base sobre la variedad, el equilibrio y la moderación.

La mayoría de los profesionales de la salud creen que la persona con sobrepeso corre más riesgo de padecer trastornos en la salud. Afortunadamente, es sencillo dejar de pertenecer a este grupo de riesgo.

Un problema muy gordo

El sobrepeso y la obesidad no son cuestiones que afectan sólo a los Estados Unidos. La Organización Mundial de la Salud informó en 1995 que en el mundo había 200 millones de adultos obesos. En el año 2000 el número de adultos obesos superó a los 300 millones, con casi 1.7 billones de personas con sobrepeso. Recordemos que técnicamente el sobrepeso es un paso previo a la obesidad.

Pese a que la desnutrición y el sexo no seguro son responsables de la mayoría de las muertes, la alta presión arterial, fumar, el colesterol elevado y la obesidad están afectando a los países industrializados y en vías de desarrollo.

El Informe Conjunto de Expertos de la FAO/OMS sobre Dieta, Nutrición y Prevención de las Enfermedades Crónicas de 2003 estimó que las enfermedades no transmisibles, como la obesidad, la diabetes, la hipertensión, infarto y varias formas de cáncer eran responsables de 60% de las 55.7 millones de muertes que se produjeron en el año 2000.

El aumento en el sobrepeso y la obesidad se produjo tanto en los países industrializados como en los que están en vías de desarrollo en todo el mundo.

CON SÓLO PERDER 10% DEL PESO CORPORAL, UNA PERSONA CON SOBREPESO PUEDE MEJORAR SU SALUD, SIEMPRE Y CUANDO NO VUELVA A RECUPERAR LOS KILOS PERDIDOS.

LA OMS CONSIDERA QUE LA OBESIDAD ES UNA DE LAS DIEZ PRINCIPALES CAUSAS DE MUERTES PREVENIBLES EN TODO EL MUNDO.

SI NO SE CONTROLAN, ESTAS ENFERMEDADES NO TRANSMISIBLES VAN A SER RESPONSABLES EN CORTO TIEMPO DE MÁS DE CASI 75% DE TODAS LAS MUERTES EN EL AÑO 2020.

ENFERMEDADES CARDIOVASCULARES

EN LA ACTUALIDAD LA ENFERMEDAD DE LA ARTERIA CORONARIA ES LA CAUSA PRINCIPAL DE MUERTE EN LAS NACIONES INDUSTRIALIZADAS Y ES RESPONSABLE DE MÁS DE 7.2 MILLONES DE MUERTES AL AÑO.

Conclusión

Los índices de sobrepeso y obesidad han alcanzado proporciones epidémicas en los Estados Unidos y en el resto del mundo. Esta epidemia aumentó los costos derivados de la atención a problemas de salud que se asocian con una variedad de complicaciones que surgen por el sobrepeso, además de provocar cientos de miles de muertes prematuras cada año. El aumento en el sobrepeso infantil es un tema alarmante porque los niños con sobrepeso van a tener más probabilidades de transformarse en adultos con sobrepeso u obesos.

La enfermedad del corazón es una inflamación de la arteria coronaria. La causa principal de esta inflamación es el colesterol LDL «Oxidado», homocisteína, junto con el exceso de radicales libres causado por la hipertensión, la diabetes, el cigarrillo, las comidas con un alto contenido graso y los niveles elevados de insulina.

Enfermedades cardiovasculares entre los hispanos en los Estados Unidos

En las estadísticas del gobierno de los Estados Unidos, la palabra «Hispano» incluye a las personas cuyos antepasados provienen de México, Puerto Rico, Cuba, España y los países que hablan español de Centro y Sudamérica, la República Dominicana y otras culturas, sin importar la raza. No incluye gente de Brasil, las Guyanas, Surinam, Trinidad, Belice y Portugal porque el español no es la primera lengua en esos países.

Se entiende por Enfermedades Cardiovasculares o ECV a las dolencias del corazón que incluyen los derrames cerebrales, la presión alta o hipertensión, la insuficiencia cardiaca congestiva, los defectos cardiacos congénitos o de nacimiento, el endurecimiento de las arterias o arteroesclerosis y otros padecimientos del sistema circulatorio.

De un total de 104.000 latinos que mueren anualmente, un 31% (32.000 aproximadamente) mueren por problemas cardiovasculares. Un 20% muere de cáncer (unas 20.000 personas) y el resto (48%) muere de otras causas.

De toda la población de los Estados Unidos con hipertensión arterial (incluyendo la gente blanca y las personas de color no latinas), los méjicoamericanos tienen menos conciencia de la enfermedad, menos posibilidad de tener tratamiento y de mantenerla controlada.

Si se compara con la gente blanca los latinos son menos dispuestos a realizar alguna actividad física, por lo que son más propensos a tener exceso de peso u obesidad, lo que los hace más proclives a tener diabetes. Todos estos factores aumentan los riesgos de tener una enfermedad cardiovascular o ECV.

Fuente: Todos estos datos fueron publicados por la Asociación Americana del Corazón en mayo del 2002.

LA PRIMERA CAUSA DE MUERTE ENTRE LOS HISPANOS EN LOS ESTADOS UNIDOS SON LAS ENFERMEDADES CARDIOVASCULARES O DEL CORAZÓN.

HIPERTENSIÓN ARTERIAL

Es un disturbio de la regulación de la presión con que circula la sangre en las arterias. La hipertensión arterial es un desequilibrio entre los factores de la contricción de los vasos y el volumen de sangre que pasa por los mismos. Es una función subsidiaria del aporte de oxígeno y nutrientes a los tejidos.

Existen dos tipos de presiones arteriales:

- La presión sistólica. Que se debe a la llegada de la oleada de sangre a los vasos de calibre grande y mediano. Su valor está en función de la elasticidad del vaso.

- La presión diastólica. Que indica la presión de la sangre en el sistema de elementos más pequeños denominados arteriolas.

CUANDO APARECEN
CIFRAS DE 160/100
EN PERSONAS
JÓVENES, PUEDE SER
UN SÍNTOMA QUE
HAGA SOSPECHAR LA
PRESENCIA DE ESTA
ENFERMEDAD EN
ELLOS.

Causas de la hipertensión arterial

Esencial en el 80 a 90% de los casos; es decir, no se puede descubrir la causa. Sin embargo, existen factores que favorecen la aparición de la enfermedad tales como la ingesta de sal y la obesidad.

Síntomas

Es un proceso crónico cuya fase asintomática es de larga duración. Puede permanecer silente por muchos años. Luego cuando pasa a la fase sintomática puede presentar mareo, vértigo y cefalea, de modo que la persona escucha sonidos en los oídos.

Diagnóstico

Usualmente se diagnostica al tomarle la tensión arterial a la persona. Se determina hipertensión arterial cuando las cifras son iguales o superiores a 160/95 a los 40 años de edad.

La crisis hipertensiva sucede cuando en una persona aparecen cifras superiores a 200/150.

Tratamiento convencional

El tratamiento principal es con medicamentos antihipertensivos. Además, existen varias medidas que se recomiendan. Entre ellas están:

- Eliminar factores ambientales que producen estrés.

- Disminución del peso corporal.

- Suprimir la sal y las bebidas (sodas) carbónicas.

- Suprimir la ingesta de alcohol y el uso del tabaco.

CÁNCER

El Dr. Ray Strand, autor del libro titulado *Lo que su Doctor desconoce acerca de la medicina nutricional le puede matar* [What Your Doctor Doesn't Know about Nutricional Medicine May Be Killing You], dice: «Todas las investigaciones ahora están de acuerdo en que el cáncer es un proceso degenerativo de varias etapas que lleva décadas para desarrollarse. La mejor explicación sobre el origen del cáncer es el estrés oxidante o el daño producido por los radicales libres al núcleo de ADN de la célula. Debido a que los médicos solamente pueden detectar el cáncer en sus últimas etapas de desarrollo, generalmente es demasiado tarde. La prevención mediante el uso de potentes suplementos nutricionales le ofrece la mejor oportunidad para prevenirlo».

CÁNCER DE PRÓSTATA

Con la excepción del cáncer de piel, el de próstata es la forma cancerosa más común entre los hombres en los Estados Unidos y la segunda causa de muerte por cáncer en los hombres, sólo después del de pulmón. Según los pronósticos de la Sociedad Americana del Cáncer, en el 2003 se diagnosticaron unos 220.900 nuevos casos de

8.6 MILLONES DE PERSONAS AL AÑO MUEREN DE CÁNCER.

EL CÁNCER ES LA SEGUNDA CAUSA DE MUERTE EN LOS ESTADOS UNIDOS CON MÁS DE 500.000 MUERTES CADA AÑO.

APROXIMADAMENTE EL 70% DE TODOS LOS CASOS DIAGNOSTICADOS DE CÁNCER DE PRÓSTATA OCURRIERON EN HOMBRES A PARTIR DE LOS 65 AÑOS DE EDAD. EN LOS ÚLTIMOS 20 AÑOS, LA TASA DE SUPERVIVENCIA DEL CÁNCER DE PRÓSTATA HA AUMENTADO DE 67 A 97%.

cáncer de próstata y 14.900 hombres morirían a causa de esta enfermedad.

La tasa de cáncer de próstata es más alta entre los hombres afroamericanos que entre los de cualquier otro grupo racial o étnico. En comparación con otros grupos, el asiático y el de habitantes de las islas del Pacífico registran tasas relativamente bajas de cáncer de próstata y de mortalidad por esta enfermedad. En todos los grupos raciales y étnicos, las tasas de mortalidad por cáncer de próstata fueron más bajas en 1999 que en 1990. Las tasas de mortalidad por cáncer de próstata durante el período 1990-1999 entre los blancos, los asiáticos y los habitantes de las islas del Pacífico fueron casi dos veces menores que las de los afroamericanos, los indígenas norteamericanos, habitantes de Alaska y los hispanos (Sociedad Americana del Cáncer, Hechos y estadísticas, 2003. Tasas de mortalidad por cáncer de próstata, según raza y grupo étnico, Estados Unidos, 1990-2000).

¿Qué se sabe de la eficacia y los beneficios de los exámenes de detección del cáncer de próstata?

Las dos pruebas más comunes utilizadas por los médicos para detectar el cáncer de próstata son el examen digital rectal (EDR) y la prueba del antígeno prostático específico (PSA, por sus siglas en inglés). Para realizar el EDR, el cual ha sido utilizado por muchos años, el médico inserta un dedo enguantado en el recto en busca de alguna anomalía. El antígeno prostático específico (PSA) es una prueba de sangre que mide la enzima PSA.

Aun cuando existen buenas evidencias de que el método de detección por PSA puede descubrir el cáncer de próstata en etapa temprana, las evidencias son contradictorias y no conclusivas en cuanto a si la detección temprana mejora los resultados médicos.

CÁNCER DE SENO Y CERVICAL

El programa nacional de detección temprana de los cánceres de seno y cervical, dirigido por los Centros para el Control y la Prevención de Enfermedades (CDC), ayuda a las mujeres de bajos ingresos, no aseguradas e insuficientemente atendidas, a obtener acceso a programas de detección que ayudan a salvar sus vidas a través de la detección temprana de esos tipos de cáncer. Muchas muertes por cáncer de seno y cáncer cervical podrían evitarse si se aumentaran las tasas de exámenes de detección del cáncer en mujeres en riesgo. El número de muertes provocadas por estas enfermedades es desproporcionado entre las mujeres que no están aseguradas o que están subaseguradas. La frecuencia de las mamografías y pruebas de Papanicolaou es menor entre las mujeres que tienen un nivel de educación por debajo de la enseñanza media superior (high school) que tienen más edad y viven por debajo del nivel de pobreza o que pertenecen a ciertas minorías raciales y étnicas.

Los estudios demuestran que la detección temprana de los cánceres de seno y cervical salvan vidas. El examen de detección oportuno a través de la mamografía en mujeres de 40 años en adelante podría prevenir aproximadamente el 16% de todas las muertes provocadas por el cáncer de seno. Las pruebas de Papanicolaou permiten detectar el cáncer cervical en una etapa temprana, cuando hay altas probabilidades de curación, e incluso prevenir la enfermedad si se tratan las lesiones precancerosas detectadas durante las pruebas.

La mamografía es el mejor método del cual se dispone para detectar el cáncer de seno en su etapa inicial, cuando hay más probabilidades de

SI SE DETECTA A TIEMPO, LA TASA DE SUPERVIVENCIA DE 5 AÑOS DEL CÁNCER DE SENO LOCALIZADO ES DE 97%.

LA INCIDENCIA DEL CÁNCER CERVICAL INVASIVO HA DESCENDIDO NOTABLEMENTE EN LOS ÚLTIMOS 40 AÑOS.

tratamiento, con un promedio de uno a tres años antes de que la mujer pueda palpar alguna protuberancia. Las mujeres de cuarenta años o más de edad deben practicarse una mamografía de exploración cada uno o dos años.

El examen de detección del cáncer cervical mediante la prueba de Papanicolaou permite detectar no sólo el cáncer sino también las lesiones precancerosas. Las mujeres deberían comenzar a practicarse la prueba de Papanicolaou al iniciar la actividad sexual o a partir de los dieciocho años de edad.

Hechos y estadísticas del cáncer de seno

Con la excepción del cáncer de piel, el de seno es el que más se diagnostica entre las mujeres estadounidenses. Es la segunda causa principal de muerte por cáncer entre las mujeres después del de pulmón. En el 2003 se diagnosticaron 211.300 nuevos casos de cáncer de seno entre las mujeres. Unas 39.800 murieron a causa de esta enfermedad en ese año.

Cáncer cervical

Esto se debe en gran parte debido a los exámenes de detección y al tratamiento de lesiones cervicales precancerosas. Los exámenes de detección del cáncer cervical practicados con regularidad pueden prevenir la enfermedad.

Para ayudar a mejorar el acceso a los exámenes de detección de los cánceres de seno y cervical entre las mujeres insuficientemente atendidas, el Congreso aprobó la Ley de Prevención de la Mortalidad por Cánceres de Seno y Cervical de 1990, que creó el Programa Nacional de Detección Temprana de los Cánceres de Seno y Cervical (NBCCEDP, por sus siglas en inglés) de los Centros para el Control y la Prevención de Enfermedades (CDC). Este programa contó, en el año fiscal 2003, con un financiamiento de 200.6 millones de dólares para proporcionar servicios tanto de detección como de diagnóstico, incluyendo:

- Exámenes clínicos de los senos.

- Mamografías.

- Pruebas de Papanicolaou.

- Consulta quirúrgica.

- Pruebas diagnósticas para mujeres que han tenido un resultado anómalo en sus exámenes de detección.

Desde su establecimiento en 1991, el programa ha sido implantado en todos los 50 estados, 6 territorios estadounidenses, el Distrito de Columbia y 15 organizaciones indoamericanas y nativas de Alaska.

Para más información, por favor, comuníquese con:

Centers for Disease Control and Prevention
National Center for Chronic Disease
Prevention and Health Promotion
Division of Cancer Prevention and Control
Mail Stop K–64, 4770 Buford Highway, NE
Atlanta, GA 30341–3717
Teléfono (770) 488-4751
Sistema de información de voz 1 (888) 842-6355
Fax (770) 488-4760

PREVENCIÓN, LA CURA REAL DE LAS ENFERMEDADES

Antes de que Dios creara al ser humano estableció las condiciones ideales para que pudiera vivir en la tierra. Organizó esta de tal manera que la separó del mar, ordenó que la hierba y las plantas produjeran semillas y frutos según su género. Luego creó los planetas, las estrellas, el sol y la luna. Separó el tiempo en estaciones, días y noches. Después ordenó que las aguas produjeran seres vivientes, y que las aves volaran sobre la tierra según su género. Que la tierra produjera seres vivientes, animales, bestias, ganado, serpientes y todo animal que se arrastra.

Finalmente Dios creó al ser humano a su imagen, con su esencia, es decir con inteligencia, raciocinio, conocimiento, etc. La Biblia describe que Dios creó al cuerpo humano del polvo de la tierra. Eso lo ha comprobado la ciencia al determinar que este tiene la misma composición química de la tierra. El cuerpo humano fue creado por Dios como una maquinaria perfecta que funcionaba sin ningún problema. Sus células se regeneraban constantemente. Los glóbulos blancos y demás elementos del sistema defensivo realizaban su labor en una forma por demás eficaz. Su cuerpo trabajaba con 100% de eficiencia defendiéndolo contra virus y bacterias, de una fractura, o de la osteoporosis, etc.

¿Qué quiero decir con todo esto? Que el estado natural del ser humano es saludable. Dios lo creó a su imagen, en completa salud y para vida eterna. Colocó al hombre en el huerto del Edén donde las condiciones (el medio ambiente, la nutrición, el ejercicio físico, etc.) eran extremadamente favorables para mantener la salud. Por supuesto la condición más importante para que esto ocurriera era la ausencia del pecado en el ser humano. Una vez que Adán y Eva pecaron perdieron los privilegios de ser imagen de Dios, y por ende perdieron la condición especial de inmunidad a la enfermedad. Dios no creó la enfermedad sino la salud como el estado natural del ser humano.

En la actualidad observamos que al comprar cualquier artefacto electrónico viene adjunto un manual de instrucciones que especifica cómo usarlo, el mantenimiento que hay que proporcionarle, etc. De igual manera Dios al crear el cuerpo humano estableció leyes naturales a seguir para su correcto mantenimiento. Hemos violado el manual de instrucciones de cómo cuidar nuestro cuerpo físico, y por ello un gran número de enfermedades son el producto de la violación de esas leyes. Esto repercute en la aparición de problemas físicos, emocionales, sociales, etc.

El cuerpo humano entonces fue diseñado con todos los mecanismos naturales incorporados dentro de su interior para mantener un buen estado general de salud. Los sistemas defensivos luchan diariamente para destruir los virus y las bacterias que atacan al cuerpo humano. Las células se regeneran diariamente para reemplazar a las que van muriendo. Así como la familia es el núcleo de la sociedad, la célula es el núcleo del ser humano. Lo que pasa dentro de las células del cuerpo humano en una forma microscópica se manifiesta en forma macroscópica en todo el cuerpo. La mayoría de las enfermedades realmente necesitan un tiempo prolongado para que se puedan ir gestando. La sumatoria de todas aquellas cosas que hacemos voluntariamente (aunque algunas veces sin la conciencia de lo dañino que son) son las que realmente van creando las condiciones desfavorables para que nuestro cuerpo no se pueda mantener en salud.

Condiciones desfavorables como el comer en exceso, ingerir alimentos procesados en su mayoría, las malas combinaciones de los alimentos que consumimos, la ingesta de excesiva cantidad de estimulantes como el café, té o bebidas gaseosas, la deficiencia de minerales y de vitaminas en nuestro cuerpo, el uso del tabaco y las drogas, la polución ambiental, estrés, trabajo excesivo, emociones distorsionadas y dañinas, etc., son las verdaderas causas de muchas de las enfermedades que padecen millones de personas en el mundo. Todas estas se convierten realmente en la raíz del problema de muchas de las enfermedades que conocemos comúnmente.

Prevenir enfermedades será cada día más importante, sobre todo para aquellos millones de personas que no cuentan con un seguro médico de salud por los costos cada vez más elevados de los mismos.

La base de la medicina no es la curación sino la prevención. La Organización Mundial de la Salud hace esfuerzos notorios para educar a la población mundial sobre cómo evitar las enfermedades, pero muchas veces estos esfuerzos

> **TENEMOS QUE VOLVER A UN ESTILO DE VIDA MÁS SALUDABLE EN QUE CADA UNO DE NOSOTROS SEA CONSCIENTE DE QUE LA SALUD ES UNA RESPONSABILIDAD PERSONAL.**

son superados por la falta de conciencia de los habitantes de la tierra. Millones de personas violan los principios elementales que el sentido común nos dicta y por ello afectan su propio cuerpo. Por ejemplo, mientras unas naciones sufren por escasez de alimentos otras sufren enfermedades producidas por la abundancia de los mismos. La forma paradójica que estamos viviendo va en contra de la manera natural para la cual fue diseñado nuestro cuerpo. En la sección cuatro, mi esposa Nelly y yo, hablaremos con más detalle sobre algunas recomendaciones que de seguro pueden ayudar a los lectores a mantener saludable su cuerpo.

Sección tres

Preparación de alimentos saludables

PREPARACIÓN DE ALIMENTOS SALUDABLES

Estoy nuevamente con ustedes. Espero que la información que mi esposo presentó en el capítulo anterior, sobre las enfermedades de mayor incidencia entre los hispanos en los Estados Unidos, les haya producido una profunda reflexión acerca de la importancia de mantenernos en salud. Ahora, en esta tercera sección, les voy a ofrecer mis propias recetas de fácil preparación. Estas son de exquisitos y deliciosos platos que pueden ser incorporados a la dieta de su familia. Las mismas las he compartido en varios países en conferencias y seminarios sobre nutrición saludable.

Como les dije anteriormente, les voy a hablar un poco de mi experiencia. Como especialista en nutrición he estado muy interesada en ayudar a las personas a conocer un poco mejor las diferentes formas de combinar los alimentos y cómo prepararlos adecuadamente para obtener el máximo de beneficios.

Dios nos dio la responsabilidad de cuidar nuestro cuerpo, y esto quiere decir que si utilizamos la nutrición en forma correcta, esta nos proporcionará salud. Pero si nos nutrimos en forma inadecuada

«TODAS LAS COSAS
ME SON LÍCITAS,
MAS NO TODAS ME
CONVIENEN; TODAS
LAS COSAS ME SON
LÍCITAS, MAS YO NO
ME DEJARÉ DOMINAR
DE NINGUNA».
I CORINTIOS 6.12

entonces nuestro cuerpo experimentará ciertos trastornos que pueden convertirse en enfermedades.

Vamos a estar explorando algunas alternativas de cómo preparar los alimentos en forma saludable. Les daré a conocer mis propias recetas de deliciosos platos, de fácil preparación, que de seguro mejorarán su salud si las incluye en su menú semanal.

Una lectura que me ha ayudado como una guía a la hora de ingerir los alimentos es una que está en la Biblia y que dice:

Estas palabras contienen sabiduría en sí mismas ya que realmente podemos ingerir todo lo que nos pida nuestro paladar, pero no todo nos conviene para mantenernos en salud.

Entre las alternativas de preparación de alimentos en forma saludable que les ofreceré se encuentran ensaladas variadas y vegetales, diferentes tipos de carnes, caldos, sopas y cremas. También les enseñaré cómo preparar variedades de platos con el uso de frutas. Finalmente les enseñaré cómo preparar deliciosos y variados platos con cereales así como postres en forma saludable. Utilice su imaginación si desea realizar algunos cambios. ¿Qué tal si comenzamos?

Alimentos que proveen energía. Nos ayudan a vivir en movimiento. Entre esos tenemos los cereales como el arroz, el maíz, el trigo y la avena, además de la papa y otros tubérculos. Estos alimentos también aportan minerales, vitaminas y algo de proteína, por lo tanto son básicos en todo el mundo.

Alimentos que proveen proteína. Para formar y mantener los tejidos. Dentro de estos alimentos tenemos la carne, los huevos y los productos lácteos como el yogur, la leche, etc.

También tenemos las leguminosas (frijoles, lentejas, garbanzo, arbejas, soya, etc.) Las nueces, las almendras, los piñones, castaña del Brasil, marañón o merey como se les conoce en algunos países, las semillas oleaginosas como el ajonjolí, semillas de girasol, calabaza, maní.

Aquellos alimentos preparados con cereales, leguminosas y nueces o fríjol de soya también nos van a dar un aporte de proteína; por lo tanto los podemos incluir dentro de esta categoría, además de que nos proveen niacina, hierro y otros minerales.

Alimentos que ayudan a la regulación de las funciones del cuerpo.
Aquí entran las frutas, los vegetales (verduras, hortalizas), los cuales van a proveernos una gran cantidad de vitaminas y de minerales.

ENSALADAS

ENSALADA VERANIEGA DE CALABACITA

INGREDIENTES
$1/2$ cebolla morada
2 calabacitas amarillas medianas
1 calabacita verde (zucchini) mediana
1 pimentón verde picado en tiritas
1 pimentón rojo picado en tiritas
1 zanahoria mediana
$1/2$ cucharadita de albahaca seca
$1/2$ cucharadita de tomillo seco
$1/2$ cucharadita de romero seco
2 cucharadas de aceite de oliva
Pimienta y sal al gusto

Preparación: Corte la calabacita verde, las amarillas y la cebolla en forma de aros. Corte la zanahoria en tiritas finas. Caliente el aceite en una sartén grande a fuego mediano; agregue los vegetales, las hierbas, la sal y la pimienta. Cocine revolviendo hasta que las verduras estén tiernas alrededor de unos 10 a 15 minutos. Sirva inmediatamente.

ENSALADA CÉSAR

INGREDIENTES
1 diente de ajo picado fino
1 cucharada de aceite de oliva
1 cucharada de jugo de limón
1 cucharadita de mostaza
Sal al gusto
5 a 6 hojas de lechuga
1 pizca de pimienta negra
$1/2$ vaso de yogur natural
1 a 2 tazas de crotons (pan tostado cortado en cuadritos)
2 a 3 cucharadas colmadas de queso parmesano rallado

Preparación: Se lavan las lechugas bien y se dejan escurriendo, aparte en la licuadora; se coloca el yogur, la mostaza, el ajo, el limón y la sal, se licua por un minuto o hasta que el ajo quede bien picado; cuando se va a servir se pican las hojas de lechuga, se le agrega la salsa, los crotons y el queso parmesano, se revuelve todo y listo.

ENSALADA MIL SABORES

INGREDIENTES
1 pepino picadito
1 tomate en ruedas
1 zanahoria rayada
3 rábanos en ruedas
1 cebolla picada
1 aguacate picado
3 hojas de lechuga picada
$1/2$ de repollo picado

Preparación: Mezcle todo y use su aderezo preferido. Recuerde pasar el repollo por agua hirviendo antes de usarlo.

ENSALADA TABULE

INGREDIENTES
2 a 3 manojos de perejil
1 $\frac{1}{2}$ manojo de menta
2 tomates grandes
1 chile (ají o pimiento) dulce, rojo o amarillo
El jugo de un limón
3 a 4 cucharadas de trigo partido # 1 previamente remojado
2 dientes de ajo (opcional)
Comino, pimienta y sal al gusto
2 a 3 cucharadas de aceite de oliva

Preparación: Se pica el perejil finamente y el resto de los vegetales en pedazos más grandes, se unen los vegetales con el trigo escurrido y se adoba con el resto de los ingredientes.

ENSALADA TRICOLOR DE COLES

INGREDIENTES
1 col verde (repollo)
$\frac{1}{2}$ col (repollo morado)
1 taza de zanahorias rayadas
$\frac{1}{2}$ taza de vinagre de sidra
$\frac{1}{3}$ de taza de agua
1 $\frac{1}{2}$ cucharada de azúcar
2 cucharadas de aceite de oliva
Sal al gusto

Preparación: Corte las coles en forma de tiritas. En una olla combine el vinagre, el agua, el azúcar y la sal. Ponga al fuego esta mezcla y coloque las coles; deje hervir por unos 3 a 4 minutos. Agregue el aceite y la zanahoria. Retire del fuego. Mezcle bien. Refrigere hasta el momento de servir.

CHAYOTAS A LA REINA

INGREDIENTES
2 chayotas rayadas
2 cebollines finamente picados
1 cucharada de pasitas
1 cucharada de miel
$^1/_2$ lata de piña en cubitos
3 hojas de lechuga entera

Preparación: Mezcle los ingredientes, menos la lechuga, y sirva la mezcla sobre ella.

ENSALADA DE POLLO

INGREDIENTES
1 pollo entero sin piel ni grasa
1 zanahoria grande
2 trozos de célery o apio España
1 cebolla mediana
3 papas sin piel en cuadritos
1 taza de petit pois (chícharos)
1 $^1/_2$ taza de yogur sin sabor o crema ácida
$^1/_2$ pimentón rojo
Unas ramitas de perejil picado finamente
Pimienta y sal al gusto

Preparación: Coloque al fuego en una olla con agua y un poco de sal, el pollo, la zanahoria y las papas; cocine por 30 minutos o hasta que el pollo esté cocinado, sacar para que se enfríe. Mientras tanto coloque en una olla pequeña un poco de sal y ponga a cocinar las petit pois, corte la cebolla, el pimentón, el célery y colóquelos en una fuente grande. Cuando el pollo, las papas y la zanahoria estén frías, córtelos en cuadritos. Desmenuce el pollo. Ponga todo en la fuente y agréguele el yogur o la crema ácida, la pimienta, las petit pois, el perejil y la sal. Revuelva bien para que los sabores se unan. Sirva fría.

ENSALADA DE ESPINACAS FRESCAS

INGREDIENTES
paquete de (baby) espinacas
paquete de cebollas largas
$1/_2$ pimentón (chile dulce) rojo
Aceite de oliva, limón y sal al gusto

Preparación: Corte las cebollas largas en rodajitas y el pimentón; mezcle con las espinacas, agregue sal, limón y aceite al gusto y sirva.

ESTA ENSALADA ES RICA EN HIERRO, VITAMINA C Y OTRAS VITAMINAS Y AYUDA PARA CUANDO TENEMOS LA HEMOGLOBINA UN POCO BAJA.

COLIFLOR CON CHAYOTAS EN SALSA BECHAMEL

INGREDIENTES
$1/_2$ coliflor sin partes verdes
2 chayotas picadas
1 cucharadita de sal
2 tazas de leche
3 cucharadas de harina de trigo
1 cucharada de mantequilla
1 cucharada de jugo de limón
1 pizca de pimienta negra

Preparación: Cocine al vapor el coliflor y las chayotas; cuando estén tiernas, se comienza a preparar la salsa. Coloque en una licuadora la leche, la harina, sal y pimienta; agregue la mantequilla. Ponga al fuego y revuelva hasta que espese; agregue el limón, coloque la mitad de la salsa en un pirex, añada el coliflor y la chayota sin agua, y agregue el resto de la salsa para cubrirla. Hornee por 30 minutos.

ENSALADA DE CALABACITAS CON MANZANAS

INGREDIENTES
2 libras de calabacitas
3 manzanas rojas picadas en cuadritos
1 lechuga
manojito de perejil picado finamente
El jugo de un limón
Sal y aceite de oliva al gusto

Preparación: Pique las calabacitas en rodajas pequeñas o cuadritos, viértalas en una fuente honda, a la cual le ha colocado hojas de lechuga previamente lavadas, junto con la manzana y agregue el perejil, limón, sal y aceite sobre estos. Si quiere le puede rociar un poco de pimienta y sirva.

CARNES

POLLO AL CURRY

INGREDIENTES

2 cucharadas de mantequilla
2 cucharadas de curry en polvo
2 cebollas medianas picadas
2 dientes de ajo picados
2 tazas de agua
1 pollo picado en trozos no muy grandes
1 cucharada de puré de tomate
1 cucharada de miel
1 cucharada de jugo de limón
Sal al gusto
1 pizca de pimienta negra
2 hojas de laurel
1 ramita de tomillo fresco

Preparación: Se coloca en un sartén la mantequilla, el curry, la cebolla y el ajo, se sofríe esta mezcla hasta que se doren los ingredientes. Aparte se cocina el pollo en el agua, y el laurel se agrega al sofrito. Se saca el laurel, se añade el resto de los ingredientes se tapa y se cocina por 45 minutos.

POLLO CON VEGETALES

INGREDIENTES
1 a 2 pechugas de pollo sin piel
4 tallos de célery o apio España
1 calabaza
1 a 2 zanahorias medianas
1 chile dulce rojo y verde
1 cebolla mediana
2 a 3 cebollines
2 a 3 dientes de ajo
1 cucharadita de mostaza (opcional), sal al gusto
2 a 3 cucharadas de aceite
2 cucharadas de harina de trigo o maizina
2 cucharadas de salsa de soya
1 taza de brotes de fríjol

Preparación: Se cortan las pechugas en cuadritos pequeños, se adoba con el ajo, mostaza, sal, una cucharada de sal, una cucharada de harina, y se deja reposar. Se cortan los vegetales en lonjas, y se coloca una cacerola grande con aceite, y se pone al fuego, siempre removiendo para que no se quemen; cuando los vegetales estén tiernos se sacan del fuego y se dejan reposar, se coloca el pollo y se hace igual procedimiento, hasta que esté cocido. En $^1/_2$ vaso de agua tibia se coloca la cucharada de harina con el resto de la salsa de soya y se unen todos los ingredientes en el fuego hasta que la salsa espese.

TORTITAS DE PESCADO

INGREDIENTES
2 libras de salmón o atún
1 cebolla grande
$^1/_2$ pimentón verde
$^1/_2$ pimentón rojo
3 cucharadas de harina sin blanquear
Sal y pimienta al gusto

Preparación: Colocar el pescado en una sartén con un poco de agua y ponerlo a fuego lento hasta que esté cocido. Picar la cebolla, los pimentones finamente, colocarlos en una fuente y revolverlos con el pescado desmenuzado, agregar la sal y la pimienta, colocarle las tres cucharadas de harina y amasar. Formar unas tortitas o arepitas no muy grandes, colocarlas en una sartén previamente engrasado y cocerlas por ambos lados. Sírvalas caliente con salsa de mostaza y miel o salsa tártara baja en grasa.

PAVO ASADO CON ROMERO

INGREDIENTES

2 pechugas de pavo sin hueso ni piel
partidas por la mitad
1 manojo de romero fresco
4 cucharadas de aceite de oliva
$1/2$ taza de cebolla picada finamente
$1/2$ taza de jugo de limón
1 cucharadita de miel
Sal y pimienta al gusto

Preparación: Combine en un recipiente el jugo de limón, la sal, el aceite, la pimienta, la cebolla, el romero y la miel. Coloque las pechugas de pavo en esa salsa y déjelas marinar por 20 minutos. Coloque las pechugas en un envase para hornear previamente engrasado y horneé por 20 minutos rociándole parte de la salsa para que queden jugosas. Sírvase con ensalada fresca.

EL SALMÓN Y EL ATÚN SON RICOS EN OMEGA 3. INVESTIGACIONES CIENTÍFICAS HAN DEMOSTRADO QUE LOS ÁCIDOS GRASOS CON OMEGA 3 PROTEGEN LA SALUD CARDIOVASCULAR, EL CRECIMIENTO Y DESARROLLO NEURONAL ASÍ COMO LA SALUD DE LAS ARTICULACIONES.

CARNE CON CHAYOTAS

INGREDIENTES
2 libras de carne molida, baja en grasa
2 chayotas medianas peladas y cortadas en
trozos no muy grandes
$1/2$ cebolla picada finamente
1 diente de ajo picado
1 lata de 8 onzas de pasta de tomate
baja en sodio
$3/4$ taza de agua
Sal, mostaza y pimienta al gusto

Preparación: Dore bien la carne en una sartén antiadherente. Elimine la grasa que quede al estar bien cocinada la carne, agregue el agua y deje cocer por media hora a fuego lento; cuando la carne esté lista agregue las chayotas, la cebolla, el ajo, la sal, la mostaza, pimienta al gusto y la pasta de tomate. Deje cocinar por otra media hora hasta que las chayotas estén cocinadas. Sirva con una ensalada.

FILETES DE TILAPIA EMPANIZADOS

INGREDIENTES
1 taza de pan rallado sazonado
$1/2$ cucharadita de ajo en polvo
4 cucharaditas de agua
$1/2$ de taza de crema ácida (sour cream)
6 filetes de tilapia (pescado)

Preparación: Precaliente el horno a 425° F. Coloque el pan rallado en un recipiente poco profundo; agregue el ajo; mezcle bien. En otro recipiente mezcle la crema ácida y el agua.

Seque los filetes con una toalla de papel. Sumerja los filetes en la mezcla del agua con crema ácida y páselos luego por el pan rayado recubriéndolos completamente. Colóquelos en una bandeja para hornear previamente engrasada. Hornee 20 minutos o hasta que el pescado esté bien cocido.

POLLO AL LIMÓN

INGREDIENTES
4 mitades de pechuga de pollo
sin piel y sin grasa
2 limones amarillos cortados en rueditas
no muy gruesas
3 cucharadas de jugo de limón
3 cucharadas de aceite de oliva extra virgen
$1/2$ cucharadita de sal
$1/2$ cucharadita de pimienta
1 diente de ajo bien machacado
1 cucharadita de perejil seco o fresco
$1/2$ cucharadita de mostaza
1 cucharadita de miel

Preparación: Se calienta el horno a 375º F. Se colocan las rebanadas de un limón en el fondo de un recipiente para hornear; se colocan las pechugas sobre las rebanadas de limón. Aparte combine la miel con el aceite, la pimienta, la mostaza, el ajo, el jugo de limón y el perejil. Rocíe las pechugas con esta mezcla. Ponga las rebanadas del otro limón sobre las pechugas y hornéelas por 35 minutos o hasta que el pollo esté bien cocido.

LA PECHUGA DEL POLLO ES LA PARTE QUE CONTIENE MENOS GRASA, POR LO CUAL ES RECOMENDABLE UTILIZARLA PARA ESTA RECETA.

FILETES DE PAVO A LA CERVEZA

INGREDIENTES

$1/_2$ de taza de aceite de oliva
$1/_2$ taza de cerveza ligera
$1/_2$ taza de salsa de soya
2 dientes de ajo machacado
$1/_2$ taza de nueces picadas finamente
6 filetes de pavo
1 cucharada de orégano seco
1 cucharada de perejil fresco
1 cucharada de albahaca seca o fresca
Sal y pimienta al gusto

Preparación: Combine en un recipiente hondo el aceite, la cerveza, la salsa de soja y el ajo. Haga tajos al pavo varias veces con tenedor y sumérjalo en la salsa, déjelo marinar por media hora. Precaliente el horno a 375° F. Mezcle el resto de los ingredientes en un recipiente poco profundo pero amplio. Saque el pavo de la salsa y déjelo escurrir por un momento y recúbralo con la mezcla de hierbas, presione para que se adhiera la mezcla al pavo, métalo al horno sobre papel aluminio por 15 minutos.

POLLO CON NARANJA Y AJONJOLÍ

INGREDIENTES

6 pechugas de pollo sin piel ni hueso
$1/_4$ de taza de aceite de oliva
$1/_2$ taza de jugo de naranja
1 taza de naranja picada en cuadritos y sin piel
$1/_4$ taza de semillas de ajonjolí
2 cucharadas de miel
2 cucharadas de jugo de limón
3 cucharadas de salsa de soya
1 cucharadita de jengibre molido
2 cucharadas de harina o maizina

Preparación: Corte el pollo en cubitos no muy pequeños, coloque el aceite en una sartén grande y póngalo a fuego mediano. Agregue el pollo y cocínelo revolviendo por aproximadamente 5 minutos. Agréguele la naranja, el ajonjolí, el jugo de limón, la salsa de soya, la miel, el jengibre y el jugo de naranja. Mientras tanto disuelva la harina o maizina en un poco de agua y complete 2 tazas, vierta esto en la sartén revolviendo muy bien hasta que espese y el pollo esté cocido. Sírvalo con arroz o pasta larga.

CARNE CON VEGETALES

INGREDIENTES
2 libras de carne para fajita picada en tiritas no muy largas
1 cucharada de jengibre molido
1 cucharada de aceite de oliva
2 tazas de apio España o célery picado en cuadritos
1 taza de brócoli
$1/2$ pimentón rojo picado en tiritas
$1/2$ pimentón verde picado en tiritas
$1/2$ taza de zanahorias picada en tocitos delgados
1 taza de judías verdes (vainitas) tiernas picadas en
pedazos no muy pequeños
$1/2$ de taza de soya
$1/2$ de taza de vinagre
$1/2$ cebolla morada picada en tiritas
2 dientes de ajo machacado bien
1 cucharadita de miel
1 cucharadita de mostaza

Preparación: En un recipiente grande combine el ajo, el vinagre, la mostaza, el azúcar y el jengibre. Mezcle la carne, revuelva y deje marinar por 20 minutos. Pase los vegetales por agua hirviendo durante pocos minutos para que se ablanden un poco. Escurra la carne y colóquela en una sartén grande y honda con el aceite a fuego entre mediano y alto y sofría la carne, revolviéndola para que no se queme, agregue los vegetales y déjela cocinar revolviendo constantemente, añada lo que sobró de la salsa al escurrirla y cocine por 3 minutos. Sirva con arroz.

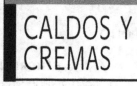

CALDOS Y CREMAS

CALDO 1-1-1

INGREDIENTES

2 papas medianas picadas en rueditas, con concha
1 chile dulce grande
1 a 2 tomates grandes
1 cebolla grande
1 pedazo de calabaza amarilla
1 cebollín
1 zanahoria picada en cuadritos
2 a 3 dientes de ajo
3 ramas de cilantro
1 1/2 litro de agua
Sal al gusto

Preparación: Colocar en una olla todos los ingredientes menos el cilantro, y dejar hervir por unos minutos; sacarlos todos menos la papa y pasarlos por la licuadora. Luego volver a colocar la salsa en la olla y agregar el cilantro; dejar a fuego lento por 5 minutos y ver si la papa está lista para servir.

CALDO DE POLLO

INGREDIENTES

1 pollo grande sin piel ni grasa visible
3 dientes de ajo picados finamente
4 zanahorias rebanadas
5 tomates medianos
1 cebolla mediana picada finamente
1 taza de célery o apio España picado en cuadritos
1 taza de petit pois (chícharos)
Cilantro fresco, sal al gusto
2 papas picadas en trozos no muy pequeños

Preparación: Corte el pollo en trozos y póngalo a cocinar en una olla grande con agua. Agregue el célery, la cebolla, el ajo, la zanahoria, las papas, los tomates y los petit pois; déjelo cocinar hasta que el pollo esté cocido y las papas estén blandas. Apague la hornilla y agregue el cilantro; deje reposar por 5 minutos y sirva con rebanadas de aguacate si lo prefiere.

MINESTRONE DE ARROZ

INGREDIENTES

1 cebolla picada
2 dientes de ajo picado
6 hojas de albahaca picada
1 ramita de perejil picado
1 zanahoria cortada en cuadritos
1 taza de arroz cocido
1 tallo de célery o apio España cortado en cuadritos
2 papas medianas con su concha cortadas en cuadros
1 calabacita cortada en cuadritos
1 tomate cortado en cuadritos
2 litros de agua - Sal al gusto

Preparación: Cocine todos los ingredientes, menos el arroz, por unos 15 a 20 minutos. Agregue el arroz cocido a esta mezcla y deje al fuego por unos 3 a 5 minutos más hasta que la mezcla esté suave. Sirva caliente con unas rebanadas de aguacate.

CREMA DE AJO Y PEREJIL

INGREDIENTES
1 taza de queso crema o sour cream
1 manojito de perejil
6 dientes de ajo
1 cucharadita de jugo de limón
Sal al gusto

Preparación: Se colocan todos los ingredientes en la licuadora, se deja que se mezclen bien, se sirve como una crema para untar.

CREMA DE ATÚN O SARDINA PICANTE

INGREDIENTES
1 taza de queso crema o sour cream
1 lata de atún o 2 de sardinas picantes
1 pizca de pimienta (opcional)
1 cucharada de jugo de limón
Sal al gusto

Preparación: Se mezclan en un recipiente hondo todos los ingredientes hasta formar una pasta homogénea, se sirve para untar.

CREMA DE BERENJENA

INGREDIENTES
2 berenjenas medianas
4 dientes de ajo
1 cucharada de aceite de oliva
Sal al gusto

Preparación: Dore las berenjenas hasta que se tornen negras, luego se les saca la pulpa y se colocan en la licuadora, agregando el resto de los ingredientes, se mezcla bien y está lista para servir como crema para untar.

CREMA DE ESPINACAS

ESTA CREMA ES
MUY RECOMENDABLE
PARA APORTAR A
LOS NIÑOS O
ADOLESCENTES
HIERRO Y
VITAMINAS.
EL QUESO RAYADO
MEJORA EL ASPECTO
VISUAL DE
LA CREMA.

INGREDIENTES
1 libra de espinacas
1/2 libra de papas picadas
1/2 taza de agua
2 cucharadas de mantequilla
Sal al gusto

Preparación: Cocine las espinacas y la papa a fuego lento, cuando estén tiernas las papas haga un puré con ellas, la mantequilla y la sal. Aparte se licuan las espinacas y se vierte esto al puré; se mezcla todo y se deja a fuego lento, tan solo un momento más se sirve con queso rallado si así lo prefiere.

CREMA DE TOMATE

INGREDIENTES
1/2 cebolla mediana en ruedas
4 tomates grandes picados
1 cucharadita de miel
1/2 cucharadita de sal
1 cucharada de perejil

Preparación: Pase por la licuadora los tomates y viértalos en una olla, colóquelos a fuego lento con la sal, la cebolla y la miel. Deje hervir por 10 minutos y sírvalos con el perejil.

VARIEDADES DE PLATOS CON FRUTAS

RECUERDE:

EN EL MOMENTO DE ESCOGER LAS FRUTAS DEBEMOS INCLINARNOS SIEMPRE POR LA DE LA TEMPORADA, YA QUE NO SOLO RESULTA MÁS ECONÓMICO SINO QUE SU VALOR NUTRITIVO SERÁ SUPERIOR.

ENSALADA DE FRUTAS

INGREDIENTES
1 manzana
2 rebanadas de piña
12 uvas frescas
5 fresas cortadas por la mitad
1 pera
2 rebanadas de melón
3 kiwi (opcional)
2 rebanadas de papaya madura
1 yogur de vainilla
1 cucharada de miel

Preparación: Se pican en cuadritos no muy pequeños las frutas, menos las uvas y las fresas. Se les agrega el yogur, la miel y se revuelve bien. Se sirve adornada con las fresas.

LAS FRUTAS CRUDAS SON LA MAYOR FUENTE DE VITAMINAS Y MINERALES QUE TENEMOS A NUESTRO ALCANCE. SU ALTO CONTENIDO EN AZÚCAR LAS HACE IDEALES COMO POSTRES Y TAMBIÉN COMO MERIENDA. SON DE GRAN AYUDA EN LA DIGESTIÓN DE LOS ALIMENTOS Y FAVORECEN LA ELIMINACIÓN DE RESIDUOS DEBIDO A LA GRAN CANTIDAD DE FIBRAS QUE POSEEN.

LICUADO DE FRUTAS MIXTAS

INGREDIENTES
1 taza de fruta fresca, sin endulzar
(bananas, duraznos, fresas, mangos,
manzanas, etc.)
$1/2$ taza de yogur de vainilla
Nueces al gusto

Preparación: Se lavan y pelan las frutas y se licuan con un poco de jugo de manzana o para que quede un poco espeso, se agrega el yogur y se sirve frío sobre cereal o solo.

ENSALADA DE FRUTAS Y CÉLERY

INGREDIENTES
2 manzanas
1 cucharada de jugo de limón
1 tallo de célery o apio España picado
1 taza de uvas verdes y rojas sin semillas
$1/2$ taza de nueces picadas (walnuts o pecans)
1 lechuga
5 a 6 cucharadas de yogur sin azúcar
Una pizca de sal

Preparación: Corte las manzanas en trozos pequeños quitándoles previamente las semillas, rocíelas con jugo de limón para que no se pongan negras. En un recipiente para ensaladas, combine las manzanas, el célery, las uvas y las nueces; mezcle ligeramente. Mezcle el yogur, la sal y la fruta. Cubra y refrigere hasta la hora de servir. Coloque las hojas de lechuga en los platos de ensalada individuales y vierta sobre ella una cucharada grande.

CEREALES

GRANOLA

INGREDIENTES

$^1/_2$ libra de uvas pasas
1 taza de germen de trigo
$^1/_2$ de taza de azúcar derretida o melado de piloncillo
1 taza de ajonjolí
1 taza de coco rallado
3 cucharaditas de sal
3 a 4 tazas de avena en hojuelas
1 taza de almendras picadas
$^1/_2$ taza de agua
2 cucharaditas de vainilla

Preparación: Mezcle todos los ingredientes, excepto las uvas pasas. Hornee a 250º F, remuévalo con frecuencia en las esquinas del molde para que no se queme. Cuando esté listo (seco) agregue las uvas pasas. Sírvalo como desayuno o como merienda con leche o yogur.

ESTOFADO DE LENTEJAS

INGREDIENTES
1 libra de lentejas
1 cebolla mediana
1 rama de cebollín
1 zanahoria mediana
2 dientes de ajo
$1/2$ pimentón verde
$1/2$ pimentón rojo
1 tomate pequeño
1 hoja de laurel grande
$1/2$ cucharadita de tomillo
Sal al gusto
2 salchichas de pavo (opcional)

Preparación: En una olla mediana coloque las lentejas, las zanahorias picadas en cuadritos, el ajo y agua hasta que las cubra. Ponga la hoja de laurel y cocine hasta que ablanden un poco. Corte la cebolla, el pimentón, el cebollín y el tomate en cuadritos finos. En caso de que desee utilizar las salchichas también las debe cortar de la misma forma y agregar a la olla junto con los demás ingredientes. Sazone con el tomillo y sal a su gusto. Lo deja cocinar a fuego lento por unos 10 a 15 minutos más. Finalmente sirva las porciones.

ATOL DE CEBADA

INGREDIENTES
1 taza de cebada perlada
2 rajas de canela
1 pizca de sal
2 tazas de leche baja en grasa
4 tazas de agua
Miel al gusto

Preparación: Coloque en un recipiente hondo el agua y la canela. Póngala a hervir y observar que adquiere un color oscuro. Saque las rajas de canela y agregue la cebada y la deja cocinar hasta que esté blanda. Remueva constantemente para que no se pegue al envase. Cuando esté lista, añada la pizca de sal y la leche. Finalmente endulce con miel al gusto al momento de servir.

ESTE ATOL DE CEBADA ES UN ALIMENTO BUENO PARA EL DESAYUNO PORQUE ES ALTO EN FIBRA, ÁCIDO PANTOTÉNICO, NIACINA, TIAMINA Y VITAMINA B1 Y ÁCIDO NICOTÍNICO.

ARROZ CON AJO Y CEBOLLÍN

INGREDIENTES
1 a 2 tazas de arroz
3 dientes de ajo
3 ramitas de cebollín picadito
2 tazas de agua por cada taza de arroz
Sal al gusto

Preparación: Por cada taza de arroz, se ponen a hervir 2 tazas de agua. Al estar hirviendo con el cebollín y el ajo, agregar el arroz, taparlo y colocarlo a baja llama. Revolver el arroz como a los quince minutos y dejarlo hasta que el grano esté blando para comer.

EL ARROZ, EL TRIGO, LA AVENA, LA CEBADA SON DIFERENTES TIPOS DE CEREALES; POR LO CUAL INCLUÍ ESTAS DOS ÚLTIMAS RECETAS EN ESTA CATEGORÍA.

ARROZ CON PEREJIL

INGREDIENTES
2 tazas de agua
1 taza de arroz
$1/2$ taza de perejil picado finamente
Sal al gusto
1 cucharada de aceite de oliva

LA SOYA SE PUEDE UTILIZAR COMO UN SUSTITUTO DE LA CARNE PARA EVITAR COMER EN EXCESO ESTA ÚLTIMA. ADEMÁS APORTA AMINOÁCIDOS, VITAMINAS, MINERALES Y ESTRÓGENOS NATURALES LLAMADOS ISOFLAVONAS.

Preparación: En una olla o caldero coloque las 2 tazas de agua, la sal y el aceite a fuego de mediano a alto. Cuando comience a hervir, vierta el arroz y el perejil revueltos. Deje que seque un poco, tape y cocine hasta que el grano esté blando.

LEGUMINOSAS

CARNE DE SOYA

INGREDIENTES

1 a 2 tazas de carne de soya
3 a 4 tomates rojos medianos
1 cebolla grande
2 cebollines
$1/2$ chile dulce (pimentón)
3 dientes de ajo
2 a 3 cucharadas de salsa de soya
1 a 2 hojas de laurel (opcional)
$1 1/2$ cucharadita de azúcar morena
1 pizca de comino
Sal al gusto

Preparación: Pique todos los vegetales menos el laurel; coloque en una sartén con tapa la carne de soya al fuego con un poco de agua, para que se hidrate; échele los vegetales picados, la hoja de laurel, el azúcar y sazone con sal. Tápelo durante 20 a 25 minutos, o hasta cuando esté la carne suave y con salsa.

PASTAS

PENNES A LA REINA

INGREDIENTES

1 caja de pasta penne
1 cebolla picada en cuadritos pequeños
1/2 pimentón picado en cuadritos como la cebolla
2 ramitas de cebolla larga picada finamente
1 diente de ajo machacado
4 tomates maduros picados en cuadritos
Sal al gusto
Queso rallado o parmesano al gusto
5 hojas de albahaca fresca o una cucharadita de la seca
2 cucharadas de aceite de olivas

Preparación: Cocine la pasta como lo indica el paquete. Coloque en una sartén el ajo, la cebolla y dore un poco; luego agregue la cebolla larga, el tomate y las hojas de albahaca frescas picadas finamente. Dórelo todo hasta que los sabores se mezclen y los ingredientes estén jugosos.

En una fuente grande mezcle con la pasta y sirva con un poco de queso encima. Puede adornar con hojas de menta si lo desea.

TALLARINES CON CAMARONES

INGREDIENTES

1 libra de camarones medianos limpios y pelados
$^1/_2$ taza de caldo de pollo
2 dientes de ajo picados
1 lata de crema de champiñones baja en sodio
2 cucharaditas de albahaca fresca finamente picada
$^1/_2$ libra de tallarines
$^2/_3$ de queso parmesano rallado

Preparación: A 2 o 3 tazas de agua hirviendo agregue los camarones y deje hervir por 2 minutos o hasta que estén rosados. Sáquelos escurriendo el agua en la olla y manténgalos bien caliente. Continúe con el resto del agua de los camarones en el fuego, agregue el caldo y el ajo. Deje hervir hasta que el líquido se haya reducido a 1/3 de taza, aproximadamente en unos 10 minutos, agregue la lata de champiñones, la albahaca y la sal al gusto. Siga cocinando a fuego mediano por unos 5 minutos, revolviendo de vez en cuando. Mientras tanto cocine los tallarines como indica el paquete. Coloque en un recipiente grande los tallarines escurridos. Agregue a la olla los camarones y déjelos hervir por un minuto más. Distribuya esta mezcla sobre los tallarines, revuelva y sirva caliente con un poco de queso parmesano encima.

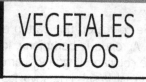

VEGETALES COCIDOS

Para mí esta receta es una buena forma de consumir vegetales y variar la manera como se consume el arroz.

PAELLA VEGETARIANA

INGREDIENTES
$1/2$ libra de ejotes (vainitas, chícharos)
$1/2$ berenjena mediana picada en trozos
1 chile dulce rojo picadito
$1/2$ taza de maíz tierno
1 cebolla mediana picada
2 cucharadas de aceite
1 cucharada de salsa de soya
1 tomate mediano picado
1 cebollín picadito
$1/2$ taza de arroz
1 cucharada de alcaparras
1 cucharada de aceitunas picadas
Sal al gusto

Preparación: Se coloca en una sartén el aceite, la cebolla y el cebollín, sofría un poco. Agregue la berenjena, los ejotes, los tomates y el chile dulce. Aparte se colocan el agua y el arroz en una olla y se les agrega el guiso. Agregue la sal, la salsa de soya, las alcaparras y las aceitunas. Deje secar. Tápelo. Añada el maíz y póngalo a fuego lento, hasta que el arroz esté listo.

Sección cuatro

Recomendaciones para mantenerse saludable

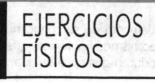

EJERCICIOS FÍSICOS

Hemos llegado a esta última sección de este libro en la cual les daré algunas orientaciones prácticas de cómo mantener la salud incluyendo la importancia de realizar ejercicios físicos, del descanso, el sueño, el cuidado de la piel, la hidratación corporal y la desintoxicación corporal.

REALIZACIÓN DE EJERCICIOS FÍSICOS

El ejercicio físico es una actividad que desarrollan todos los seres humanos, en distinto grado, durante su existencia. La tendencia al ejercicio y actos locomotores rítmicos es una propensión natural que produce una sensación de placer, siendo esto un factor de gran importancia. Además el ejercicio mantiene la agilidad corporal, ejerce una influencia psicológica y social profunda; su deficiencia predispone a la obesidad y afecciones metabólicas degenerativas. En síntesis, el ejercicio favorece la salud física y psíquica. Como sucede en muchos campos biológicos, el exceso es perjudicial y debe evitarse cuidadosamente.

Como fundamento de su conocimiento y significado es necesario conocer los mecanismos fisiológicos que le sirven de base. En el ejercicio físico se producen dos tipos de adaptaciones:

Adaptación aguda: Es la que tiene lugar en el transcurso del ejercicio físico.

Adaptación crónica: Es la que se manifiesta por los cambios estructurales y funcionales de las distintas adaptaciones agudas, por ejemplo cuando el ejercicio es repetido y continuo.

Cuando una persona practica ejercicios físicos realiza un esfuerzo. Durante el mismo están presentes las siguientes fases:

• Fase de entrada

• Fase de estabilización

• Fase de fatiga

• Fase de recuperación

Fase de entrada: Es un estado funcional que tiene lugar desde el paso del estado de reposo al de actividad. Se dice que es **heterocrónica,** porque no todas las funciones mecánicas comienzan simultáneamente (ej.: presión arterial, volumen minuto, transporte de oxígeno, etc.) En esta fase predominan los procesos **anaerobios,** porque no hay correspondencia entre la oferta y la demanda de oxígeno (ajuste circulatorio inadecuado).

Después de la fase de entrada y antes de la de estabilización, se produce un estado de «**Punto muerto**», donde la capacidad de trabajo disminuye sensiblemente.

Fase de estabilización: A continuación viene el llamado «**Segundo aliento**», que es donde comienza la fase de estabilización o estado estable, que es predominantemente **aeróbica.**

Fase de fatiga: Si se sobrepasa la fase de estabilización entonces se produce la fase de fatiga, por agotamiento de las reservas y acumulación del ácido láctico.

Cuando el individuo se encuentra en el **«Punto muerto»**, que ocurre durante los primeros minutos de ejercicio, la carga parece muy agotadora. Puede experimentarse disnea (sensación de falta de aire), pero la dificultad finalmente cede; se experimenta el **«Segundo aliento»**. Los factores que provocan esta dificultad pueden ser una acumulación de metabolitos en los músculos activados y en la sangre porque el transporte de oxígeno es inadecuado para satisfacer las necesidades.

Los ejercicios físicos los podemos clasificar en dos grandes categorías:

• Generales: Son los no agrupados en el deporte

• Competitivos

Se forman dos grandes grupos de ejercicios:

Variables: En estos no se puede decir cuál es el gasto energético porque ello depende de varios factores, ya que el movimiento que se realiza no es estereotipado sino que puede variar (juegos deportivos, deportes de combate, etc.).

Invariables: Aquí la estructura de los movimientos es fija y siempre igual. No hay nada imprevisto y todo está ordenado perfectamente. Ejemplos: marcha, remo, natación, ciclismo, etc.

Fases del ejercicio

Podemos considerar al ejercicio físico como un estrés impuesto al organismo, por el cual este responde con un **síndrome de adaptación,** y cuyo resultado podrá ser la forma deportiva o la sobrecarga, según sea la magnitud de la carga aplicada. La sobrecarga se produce cuando la magnitud de la carga sobrepasa la capacidad del organismo. Se denomina carga a la fuerza que ejerce el peso de un objeto sobre los músculos.

EL COLEGIO DE MEDICINA DEL DEPORTE DE LOS ESTADOS UNIDOS, LOS CENTROS PARA EL CONTROL DE LAS ENFERMEDADES Y LA OFICINA GENERAL DE CIRUGÍA DE LOS ESTADOS UNIDOS, RECOMIENDAN QUE LAS PERSONAS DE TODA EDAD ACUMULEN UN MÍNIMO DE 30 MINUTOS O MÁS DE ACTIVIDAD FÍSICA DE INTENSIDAD MODERADA CASI TODOS LOS DÍAS DE LA SEMANA.

Adaptaciones orgánicas en el ejercicio

Durante el ejercicio se producen las adaptaciones adecuadas y coordinadas en todo el organismo, las cuales son:

• Metabólicas

• Circulatorias

• Cardiacas

• Respiratorias

• En sangre

• En el medio interno

En la actualidad, sólo 45% de los adultos en los Estados Unidos realizan actividad física regularmente para cumplir con las recomendaciones médicas. Aproximadamente 26% son sedentarios de acuerdo con la información difundida por el Sistema de Supervisión del Factor de Riesgo de Comportamiento, una encuesta realizada por los Centros para el Control y Prevención de las Enfermedades. Más aún, muchas personas que comienzan programas de ejercicio no continúan con ellos de manera periódica o directamente los abandonan pasado un tiempo. Además, el desarrollo de nuevas tecnologías y dispositivos que facilitan las tareas más pesadas, los cambios que se van produciendo en la forma en que disfrutamos de nuestro tiempo libre y las transformaciones en el diseño de las comunidades han contribuido al aumento de los comportamientos sedentarios en los lugares de trabajo, en las escuelas y en el hogar.

La actividad física no tiene que ser agotadora para que nos sirva para mantener el peso y promover la salud. La evidencia preliminar acumulada demuestra que la actividad acumulada o la actividad realizada en plazos cortos, puede proporcionar similares beneficios a la salud que los que proporciona una actividad continua. Se pueden obtener beneficios adicionales para la salud si se aumenta el tiempo o la intensidad de la actividad y si se incluye entrenamiento de resistencia. Los períodos cortos e intensos de actividad pueden ofrecer beneficios similares que las sesiones más largas pero menos intensas.

En este orden de ideas es recomendable adoptar un esquema que contemple la realización de ejercicios por treinta minutos durante cinco días cada semana, comenzando preferiblemente por hacerlo en días alternos y por sesiones cortas y de baja intensidad, para que se incrementen progresivamente a medida que el organismo aumenta su capacidad para manejar niveles mayores de actividad física.

Para que su programa sea exitoso, tenga en cuenta estos consejos:

- Establezca un plan y cúmplalo. Considere el ejercicio entre las cosas importantes de su vida.

- Establezca metas que pueda alcanzar. Si puede, haga ejercicio acompañado por alguien que, además de ayudarle a mantener la motivación y a evitar excusas para no hacerlo.

- Tome mucho líquido, antes, durante y después de los ejercicios.

- Utilice las escaleras en vez de tomar el elevador y estacione el vehículo de tal manera que debamos caminar trechos más largos para llegar a la oficina, contribuyen a satisfacer las necesidades de consumo energético y de esfuerzo muscular para mucha gente.

DESCANSO

FÍSICO

Una de las formas más agradables de descanso físico lo constituyen los períodos de vacaciones anuales. Esta forma de esparcimiento y recreación permite a las personas volver a recuperar energías para reiniciar sus actividades diarias con mayor entusiasmo. Lamentablemente las vacaciones se han visto afectadas para millones de personas sobre todo a partir de los acontecimientos del 11 de septiembre de 2001, según algunas encuestas.

El descanso es una necesidad que las personas deben atender para poder mantener una mejor calidad de vida y mayor vitalidad para desempeñar efectivamente su rol en la sociedad.

El ser humano fue diseñado para combinar períodos de actividad y períodos de descanso que incluyen los aspectos físicos y sicológicos. Este ciclo se debe complementar en todo ser humano para una mejor expectativa de vida personal, familiar y laboral.

Bajo condiciones ideales el esquema de descanso que debería tener toda persona, para mantener un ritmo altamente productivo, estaría contemplado en la forma siguiente:

EL DEBER ANTES QUE EL PLACER
UNA ENCUESTA DE LA EMPRESA HARRIS INTERACTIVE TELEPHONE OMNIBUS SURVEY, REALIZADA EN JUNIO DE 2004 PARA LA COLONIAL WILLIAMSBURG FOUNDATION, INDICÓ QUE UNO DE CADA DIEZ ESTADOUNIDENSES ACEPTA QUE SON LAS PREOCUPACIONES FINANCIERAS Y LA FALTA DE LIQUIDEZ LO QUE LES HA PRIVADO DE TOMAR VACACIONES ESTE VERANO. UN 6% ALUDE A LA SEGURIDAD AERONÁUTICA, 5% AL TERRORISMO Y UN 4% A QUE ESTÁN MUY OCUPADOS PARA HACER ALGÚN PLAN.

- Una semana de descanso cada tres meses

- Dos semanas de descanso cada seis meses

- Un mes de descanso anualmente

Es por ellos que las jornadas de trabajo han sido reguladas en la mayoría de las naciones del mundo. Por ejemplo: El convenio de la Organización Internacional del Trabajo establece que la duración del trabajo del personal de todas las empresas industriales públicas o privadas, con alguna excepción, no podrá exceder de ocho horas por día y de cuarenta y ocho por semana.

De igual manera las jornadas educativas han sido reguladas por los gobiernos ya que los niños no pueden ser expuestos a actividades más allá de las que les permitan desarrollar su capacidad de aprendizaje. Tanto los adultos como los niños requieren combinar la actividad y el descanso como respuesta al ciclo vital humano.

Muchas personas trabajan demasiado duro sin permitirse a sí mismas un cambio ni períodos de descanso y recreación. La recreación es necesaria para aquellos que se ocupan de labores físicas y aun más necesaria para aquellos cuyo trabajo principal es con la mente. Mantener la mente trabajando constante e incesantemente aun en asuntos irrelevantes no es esencial. La recreación, cuando responde a su nombre, recreación, tiende a fortalecer y reparar. Apartarnos de nuestros cuidados y ocupaciones comunes provee refrigerio para la mente y el cuerpo y, además, nos permite volver con nuevo vigor al trabajo serio de la vida.

SICOLÓGICO

Cuando hablamos de descanso esto no solamente incluye el físico sino también el sicológico. Este mundo moderno impone una pesada carga a sus habitantes: El estrés. La actitud de alerta frente a determinadas situaciones de la vida es un arma de doble filo, que puede tanto salvarnos como enfermarnos. Si la tensión se adueña de su cuerpo, puede internarse en un camino sin retorno. Aprender a controlar el estrés parece ser hoy un desafío cotidiano para personas de todo sexo, ocupación y estrato social.

Aunque en la actualidad la palabra *estrés* connota casi automáticamente algo negativo, no significa más que la respuesta del organismo a una demanda real o imaginaria; aun más, estrés es todo aquello que nos obliga a un cambio. Entonces, ¿por qué desde hace tiempo los médicos y científicos asocian esta condición con enfermedades?

Las situaciones estresantes, llamadas también *estresoras*, que pueden causar el cambio o adaptación varían dentro de un espectro enorme. Desde el enojo transitorio a sentirse amenazado de muerte. Un divorcio es usualmente estresante, pero una boda también puede serlo. Es que el **estrés** tiene dos caras: una negativa y otra positiva.

El llamado *estrés positivo* ayuda a enfrentar desafíos o amenazas como un hecho automático y esencial para la vida. «Una situación se transforma en estrés positivo cuando la persona siente que la puede controlar, puede llevar adelante la tarea que es vista como un desafío. Sí, en lugar de vivirla así, la situación se percibe como algo que excede las propias posibilidades la respuesta es lo que se llama *estrés negativo*, con todas

UN 87% DE LOS ENCUESTADOS TAMBIÉN AÑADIERON QUE LA NECESIDAD DE ESCAPAR DE LA RUTINA DIARIA, DE RELAJARSE Y DISFRUTAR DE LA FAMILIA SON LOS ASPECTOS MÁS IMPORTANTES DE SUS VACACIONES. UN 59% DECLARÓ QUE LA HABILIDAD DE COMPARTIR ACTIVIDADES CON SUS HIJOS ES DE ALTA IMPORTANCIA EN LA CREACIÓN DE PLANES VACACIONALES.

«EL ESTRÉS CONSISTE EN UNA RESPUESTA DEL ORGANISMO ANTE CUALQUIER SUCESO, CUANDO EL INDIVIDUO PERCIBE QUE LAS DEMANDAS INTERNAS, AMBIENTALES O AMBAS, AGOTAN O EXCEDEN SUS RECURSOS DE ADAPTACIÓN. EL ESTRÉS NO ES ALGO QUE NOS VIENE DE AFUERA, ES UNA RESPUESTA O AFRONTAMIENTO DEL ORGANISMO SEGÚN UNA PERCEPCIÓN SUBJETIVA. LA MISMA SITUACIÓN PUEDE SER PERCIBIDA DE FORMA TOTALMENTE DISTINTA POR UNA U OTRA PERSONA», EXPLICA LA DOCTORA *ISABEL MARTÍN SARRAT*, DIRECTORA CIENTÍFICA DEL LABORATORIO DE STRESS DEL HOSPITAL DE CLÍNICAS JOSÉ DE SAN MARTÍN, EN BUENOS AIRES, ARGENTINA.

sus consecuencias», señala la sicóloga Isabel García Rincón, coordinadora de los talleres para el afrontamiento del estrés del Centro de Vida de la Fundación Favaloro, en Buenos Aires.

Cualquier tipo de circunstancia inesperada que evaluamos como peligrosa, por ejemplo la inseguridad urbana, genera un estado de alerta que produce a su vez una serie de cambios fisiológicos: el corazón bombea más sangre, las pupilas de los ojos se dilatan, manos sudorosas, taquicardia. En este sentido, el hombre del siglo XXI tiene las mismas reacciones que tenía el hombre de las cavernas ante un peligro externo: se prepara para la lucha o para la huída.

El estrés agudo que experimentaban nuestros antepasados en el encuentro con bestias feroces puede desencadenarse en nuestros días por situaciones tales como discusiones en el trabajo, peleas conyugales, un examen, un accidente callejero.

La respuesta aguda frente al peligro inminente sigue siendo básicamente la misma: el cerebro envía un mensaje bioquímico (neurotransmisor) que provoca la liberación de hormonas *catecolaminas* que notifican rápidamente la necesidad de ponerse en acción. Se produce una descarga inmediata de grasas y azúcares que se vuelcan en la sangre para proveer una inyección de energía. Anticipándose al aumento de requerimiento de oxígeno, se acelera la respiración y se incrementan la presión arterial y la frecuencia cardiaca. Músculos y pupilas, alerta. Pasado el peligro, el organismo vuelve paulatinamente a su normalidad.

«Si el estrés agudo se repite muy a menudo y se vuelve crónico, atenta contra el sistema inmunológico (estrés negativo). De manera sostenida el estómago comienza a recibir menos sangre, también el aparato reproductor y el respiratorio. Los primeros síntomas de estrés crónico son los trastornos del sueño y la alimentación», comenta García Rincón.

«En el mundo en que vivimos hay muchas causas de estrés por todos los cambios acelerados debidos al adelanto tecnológico y a todas las limitaciones de la sociedad de consumo de las que tenemos que responsabilizarnos: la contaminación, la inmunosupresión y la falta de calidad de vida. El estrés es un riesgo acelerado de patología y de envejecimiento», añade la bioquímica del Hospital de Clínicas.

El permanente estado de alarma en el que muchas personas viven, por preocupaciones con fundamentos reales o imaginarios, somete al organismo a reacciones físicas de estrés sostenidas en el tiempo, que a la larga favorecen la aparición de enfermedades.

Hay tres tipos de personalidades en las cuales las respuestas al estrés son diferentes:

Tipo A. Son impacientes, irritables, muy competitivas, que no toleran el fracaso y que tienen una mayor posibilidad de padecer estrés negativo. Paradójicamente, en las empresas los considerados triunfadores son las personalidades de este tipo. Por eso hay tantos ejecutivos jóvenes que han tenido infartos.

«De acuerdo con los patrones de afrontamiento de la realidad del doctor Friedman, que están descritos para riesgo cardiovascular, en la persona tipo A predomina la reacción de lucha, pero no se puede luchar todo el tiempo. Es la actitud de los ejecutivos que compiten permanentemente, a un precio muy alto. Es la persona

LAS ESTADÍSTICAS REALIZADAS POR LA SOCIEDAD AMERICANA DE MÉDICOS CLÍNICOS REVELAN QUE EL 70% DE LAS CONSULTAS HECHAS POR LA POBLACIÓN SON DEBIDAS A PROBLEMAS SICOSOMÁTICOS, CUYO ORIGEN ES EL ESTRÉS. EL 30% RESTANTE ES POR ENFERMEDADES ORGÁNICAS DE DIFERENTES VÍSCERAS.

que no se relaja, se exige a sí mismo y a los demás. No hay fin de semana, pero cuando llega el agotamiento baja el rendimiento, aparecen la enfermedad y la muerte súbita», detalla la doctora Martín, investigadora del Consejo Nacional de Investigaciones Científicas y Técnicas (Conicet).

La personalidad tipo B. Opta por la huída, «se traga los nervios», pero a la larga también enferma. «Si la orden del sistema nervioso central es huir, no defender, aparecen errores del sistema inmunitario: diabetes, cáncer, hipotiroidismo autoinmune».

La tipo C. Puede elegir adecuadamente cuándo luchar y cuándo huir. «Esa persona no fija el síntoma, no instala la enfermedad, se maneja mejor frente a la adversidad porque tiene mejor capacidad de adaptación», aclara la especialista en estrés.

Cuestión de interpretaciones

¿Por qué una misma situación puede resultar terriblemente estresante para una persona y para otra no?

«El estrés es una autoevaluación desfavorable, en los seres humanos es un problema cognitivo (en los animales se habla de conducta). Hay una evaluación consciente de que no alcanzan los recursos para enfrentar la situación: dinero, tiempo, afecto. Puede ser cierto o no. Alguien que estudió mucho puede pensar que no sabe lo suficiente para un examen, entonces los nervios y el miedo lo traicionan. Mientras que otro que estudió poco y no está estresado, va con menos exigencias y aprueba», ejemplifica la doctora Martín Sarrat.

El componente individual, la herencia, el entorno y las conductas aprendidas son factores que se conjugan y condicionan las actitudes de afrontamiento adoptadas por una persona. Pero nada de esto es definitivo, aclaran las profesionales. Hay buenas noticias: Se puede aprender a manejar el estrés.

«En los talleres trabajo en que cada persona pueda descubrir cuáles son sus conductas de afrontamiento que se repiten en distintas situaciones. Es importante que la persona descubra la manera en que evalúa las situaciones de la vida, hay muchas que objetivamente no son una amenaza, pero por características de la personalidad se las vive como tal. El trabajo grupal es muy útil para realizar este autoconocimiento», explica la licenciada Rincón.

La sicóloga explica que la calidad de vida es muy importante para evitar o controlar el estrés, y que hay variables sobre las cuales se puede trabajar: evitar las adicciones como el tabaquismo, llevar una dieta rica en vegetales y reducida en carnes rojas, hacer el ejercicio físico moderado y placentero.

Es muy importante frente a situaciones estresantes oponerle otras que representen lo contrario. Tales como:

- Aprender técnicas de relajación para aplicar en momentos de estrés.

- Las redes sociales de apoyo son fundamentales, disminuyen el riesgo de estrés crónico.

- El grupo familiar o de amigos.

- Realización de actividades grupales de esparcimiento, ayudan a afrontar el estilo de vida que llevamos,

- La música

- El baile

- El arte

- El descanso

- Los afectos

- El contacto con la naturaleza

- La sabiduría que da la experiencia de vida

- La actividad física placentera

- Especialmente la fe en Dios.

Si la persona tiene fe en Dios es un factor de pronóstico positivo. La persona hace crisis cuando claudica. La gente pierde la fe cuando siente desamparo e impotencia, quiere decir que piensa que nadie lo puede ayudar. Eso nunca es cierto, siempre hay alguien. Especialmente nuestro Creador.

En el fascículo «Salud y Estrés» de la ***Enciclopedia de la Salud***, publicación de la Fundación Favaloro, los médicos recomiendan una serie de elecciones positivas para llevar un estilo de vida que nos permita manejar adecuadamente el estrés:

Tener sentido del humor: Aprenda a reírse de sí mismo, si no puede hacerlo encontrará muchos voluntarios dispuestos. Aleje el pesimismo.

Buena alimentación: natural y balanceada. No abuse de los hidratos de carbono refinados porque aumentan la sensibilidad a la liberación de las catecolaminas. Restrinja la ingesta de grasas total, sobre todo las saturadas de origen animal. Incremente el consumo de frutas y verduras frescas.

No al tabaquismo: Nicotina y monóxido de carbono forman un dúo mortal. La primera puede hasta cuadriplicar la cantidad de adrenalina en la sangre. El segundo afecta el transporte máximo de oxígeno. En condiciones de estrés esto puede traer severas perturbaciones fisiológicas.

Objetivos realistas: Propóngase siempre sólo metas realizables, pues de lo contrario creará una inadecuación entre sus expectativas y la realidad, y esto es estrés.

Autoconocimiento: Detecte las situaciones que para usted son estresantes. Conozca su cuerpo, sea su propio guía, desarrolle mecanismos para afrontar estas situaciones. Si es necesario puede buscar ayuda profesional para hacerlo.

Aprenda a decir no: Evite la ineficiencia sobrecargándose de obligaciones.

En movimiento: Sólo 30 minutos diarios de caminata tienen a largo plazo los mismos efectos que correr 45 a 60 km semanales. La actividad física placentera, constante y moderada produce una mejor tolerancia al estrés.

Regálese tiempo: Para compartir con sus afectos, para realizar actividades gratificantes.

Seguridad financiera: En lo posible, manéjese dentro de su presupuesto planeado y trate de dejar algún dinero para estar cubierto frente a la pérdida de un ingreso actual. Recuerde que rico no es el que más tiene sino el que menos necesita.

Desde la creación del ser humano la actividad y el descanso formaron parte del ciclo vital humano como lo indica la Biblia:

Acuérdate del día sábado para santificarlo. Seis días trabajarás, y harás toda tu obra; mas el séptimo día es sábado para Jehová tu Dios; no hagas en él obra alguna, tú, ni tu hijo, ni tu hija, ni tu siervo, ni tu criada, ni tu bestia, ni tu extranjero que está dentro de tus puertas. Porque en seis días hizo Jehová los cielos y la tierra, el mar y todas las cosas que en ellos hay, y que reposó en el séptimo día; por tanto, Jehová bendijo el día de reposo y lo santificó. Éxodo 20.8-11

SI DIOS TODOPODEROSO SIENDO NUESTRO CREADOR TOMÓ UN TIEMPO DE DESCANSO, ¿POR QUÉ NOSOTROS COMO SIMPLES SERES HUMANOS NO LO HACEMOS?

SUEÑO

DEBIDO A LOS
AVANCES CIENTÍFICOS
Y TECNOLÓGICOS
REGISTRADOS EN
ESTE SIGLO,
CONCRETAMENTE A
PARTIR DE LA
DÉCADA DE LOS 50,
FUE POSIBLE
ESTUDIAR ESTE
FENÓMENO
INDISPENSABLE
PARA LA VIDA.

El sueño es la forma diaria de descanso que tiene todo ser humano para recuperar las fuerzas vitales en su organismo y así continuar trabajando a un ritmo eficaz en las labores que ejecuta diariamente. El sueño es tan importante como los alimentos o el aire. La cantidad y la calidad del sueño son muy importantes. La mayoría de las personas requieren entre 7.5 a 8.5 horas de sueño ininterrumpido diariamente. Cada persona deberá determinar cuál es su patrón regular de sueño.

El sueño tiene dos fases: el movimiento ocular rápido (MOR/REM, por sus siglas en inglés) y el movimiento ocular no rápido (NREM). La fase de MOR/REM, también conocida como «fase del soñar», es la etapa del sueño en que el cerebro está activo. NREM es la fase tranquila o descansada del sueño. Las fases del sueño se presentan en un patrón repetido de NREM seguido de MOR/REM.

Recomendaciones para mantener un patrón normal de sueño:

- No ingiera estimulantes antes de acostarse a dormir. La cafeína es uno de los más comunes que se encuentra en el café, té, las sodas y chocolates. Si los ingiere, hágalo en la mañana o temprano en la tarde. El consumo continuo de estos excitantes de los nervios provoca dolor de cabeza, insomnio, palpitaciones del corazón, indigestión, temblores y otros muchos males; porque consumen las fuerzas vitales. Los nervios cansados necesitan reposo y tranquilidad en vez de estímulo y recargo de trabajo. La naturaleza necesita tiempo para recuperar las energías agotadas. Cuando sus fuerzas son aguijoneadas por el uso de estimulantes, puede realizar mayor tarea; pero cuando el organismo queda debilitado por aquel uso constante se hace más difícil despertar las energías hasta el punto deseado. Es cada vez más difícil dominar la demanda de estimulantes hasta que la voluntad queda vencida y parece que no hay poder para negarse a satisfacer un deseo tan ardiente y antinatural.

- Utilice un colchón y almohadas confortables. Un colchón muy duro o muy suave para su cuerpo no le permitirá descansar adecuadamente. Busque el que sea adecuado.

- Puede sintonizar su radio (por un espacio de tiempo programado) con un tipo de música suave y a bajo volumen para relajar su mente y cuerpo. También existen en el mercado ciertos artefactos que producen sonidos de la naturaleza y que son muy buenos para hacer dormir a las personas.

- Mantenga su cuarto oscuro. Si la luz de la calle se introduce en su cuarto es necesario entonces que cubra su ventana con una cortina gruesa que proporcione la oscuridad necesaria.

- Mantenga horas regulares para ir a dormir. Vaya a la cama a la misma hora. Haga lo mismo a la hora de levantarse. Se trata de crear un buen hábito y un buen patrón de sueño.

CADA CICLO DE SUEÑO DURA ALREDEDOR DE 90 MINUTOS Y SE REPITE DE 4 A 6 VECES DURANTE UN PERÍODO DE SUEÑO DE 7 A 8 HORAS.

- Use su cuarto para dormir. Evite tener en el mismo televisores, computadoras. También es bueno evitar leer en la cama porque muchas veces se crea el hábito de hacerlo por varias horas.

- No use luces muy brillantes en su cuarto. Una lámpara en su cuarto puede proporcionar la luz adecuada. También evite exponerse a luces muy brillantes antes de dormir.

- Evite llevarse las preocupaciones del día a su cuarto.

- Evite los ejercicios antes de acostarse. Hágalos tres horas antes de dormir.

- No vaya a dormir con hambre. Tome un ligero bocado antes de dormir.

- Evite mirar el reloj si se despierta a medianoche. Eso crea ansiedad.

- Mantenga su cuarto a temperatura agradable.

- Escoja un buen colchón. En la mayor parte de los casos, son apenas observados los factores estéticos y de rigidez. Independientemente de ser bonito, duro o blando, es un hecho que la gran mayoría de los colchones comunes existentes en el mercado, nada tienen que ver con la estructura anatómica, ni con el estado físico del usuario y, por tanto, no responden a las necesidades de prevención y mantenimiento de la salud del hombre actual. Además, en contra de lo que muchas veces se piensa pueden, incluso, agravar eventuales problemas óseos, reumáticos y musculares, comprometiendo el descanso reparador.

Trastornos del sueño. Si su esposo o esposa roncan, tienen movimientos bruscos de las piernas o tienen pausas en su respiración entonces hable con él o ella y busque ayuda profesional para determinar si padecen de algún trastorno del sueño.

Los trastornos del sueño

Las cuatro categorías importantes de los trastornos del sueño que interfieren en los patrones normales de sueño son:

- La dificultad para quedarse dormido y para permanecer dormido (insomnio)

- Los trastornos del ciclo sueño-vigilia

- Los trastornos asociados con las fases del sueño o insomnio parcial (parasomnia)

- Sueño excesivo.

Además de estos trastornos en los patrones normales de sueño, recientemente se ha realizado un hallazgo científico importante: Pasar una buena noche podría ayudar a evitar los kilos de más.

La falta de sueño cambia los niveles circulantes de las hormonas que regulan el hambre, lo que incrementa el apetito y la preferencia de la persona por alimentos ricos en carbohidratos y calorías, según informan investigadores de la Universidad de Chicago en la edición del 7 de diciembre de 2004 de los *Annals of Internal Medicine*.

Haciendo eco de otra investigación reciente que ha hallado una relación entre la falta de sueño y el riesgo de aumentar de peso, se cree que el nuevo estudio es el primero en mostrar que el sueño es un importante regulador de las hormonas leptina, que le indica al cerebro cuándo no necesita más alimentos, y grelina, que desencadena la sensación de hambre.

«ESE ES EL PRINCIPAL HALLAZGO, QUE IDENTIFICAMOS EL MECANISMO MEDIANTE EL CUAL LA FALTA DE SUEÑO AFECTA EL APETITO. LOS CAMBIOS EN EL HAMBRE SON PROPORCIONALES A LOS CAMBIOS EN LAS HORMONAS», ASEGURÓ LA AUTORA DEL ESTUDIO, EVE VAN CAUTER, PROFESORA DE MEDICINA DE LA UNIVERSIDAD DE CHICAGO.

Para el estudio, Van Cauter y sus colegas midieron los niveles circulantes de ambas hormonas en doce hombres saludables entre veinte y treinta años de edad. Luego midieron los niveles después de pasar dos noches de cuatro horas en la cama, con un tiempo promedio de sueño de tres horas y cincuenta y tres minutos. Luego, lo hicieron después de dos noches de diez horas en la cama, con un tiempo promedio de sueño de nueve horas y ocho minutos. Luego, los investigadores les pidieron a los hombres que llenaran cuestionarios acerca del hambre y las ganas de comer distintos tipo de alimentos.

Cuando los sujetos durmieron apenas cuatro horas cada noche, los niveles de leptina se redujeron en 18% y los de grelina aumentaron en 28%. Es más, la cantidad de hambre que decían sentir aumentó en 24% y entonces tuvieron antojo de comidas cargadas de calorías con alto contenido de carbohidratos, como dulces, galletas y tortas, según los investigadores.

La privación del sueño es la realidad de la vida para muchos estadounidenses. La duración del sueño entre los adultos estadounidenses se redujo en hasta dos horas por noche desde los años sesenta, según la National Sleep Foundation.

Otro experto que ha estudiado los efectos de la pérdida de sueño sobre el peso aseguró que el nuevo estudio complementa el creciente conjunto de investigaciones sobre el tema.

«Este, hasta donde sé, es el primer estudio experimental real sobre la privación del sueño sobre la ingesta de alimentos y las hormonas reguladoras», aseguró el Dr. Steven B. Heymsfield, profesor de cirugía de la Universidad de Columbia y del Centro Hospitalario San Lucas-Roosevelt de la ciudad de Nueva York.

Aunque el estudio contó con un reducido número de participantes y no fue muy largo, estuvo «muy bien diseñado y controlado», sostuvo Heymsfield.

En un reciente estudio, Heymsfield halló que las personas que duermen cuatro horas o menos cada noche tenían un 73% más de posibilidades de ser obesas que aquellas que dormían entre siete y nueve horas cada noche.

Van Cauter aseguró que no se sabe por qué la falta de sueño afecta la hormona del hambre. Algunos estudios han sugerido que la pérdida de sueño se asocia con un incremento en la actividad del sistema nervioso comprensivo, lo que puede inhibir la emisión de leptina, esa hormona que le indica cuándo dejar de comer.

Para futuras investigaciones, Van Cauter aseguró que quiere estudiar si la duración del sueño afecta lo bien que las personas siguen sus dietas y si el éxito de un programa para la pérdida de peso se basa en la cantidad de horas de sueño que tenga una persona. También dijo que quiere estudiar si algunas personas podrían ser inmunes a la pérdida de sueño y al incremento en el apetito.

Entre tanto, su consejo es «Sepa cuánto sueño necesita, sepa cuándo le empieza a hacer falta y compense». Heymsfield agregó que «si ya tiene problemas de peso, manténgase alerta a los períodos de privación del sueño. Será vulnerable al aumento de peso».

Descanso no es pérdida de tiempo

Usted nunca debe concebir el descanso como una pérdida de tiempo. Al contrario, estará invirtiendo ese tiempo en energía y salud.

El descanso nocturno mediante el sueño es sumamente importante porque sin el mismo los

EL SUEÑO ES ESENCIAL PARA EL EQUILIBRIO FÍSICO, ORGÁNICO Y MENTAL DEL CUERPO. TIENE UNA FUNCIÓN REGENERADORA Y REPARADORA DEL EQUILIBRIO HOMEOSTÁTICO Y DE LAS FUNCIONES COGNITIVAS. DEDICAMOS CERCA DE UN TERCIO DE NUESTRA VIDA AL SUEÑO, LO QUE NOS EXIGE ALGÚN TIPO DE ATENCIÓN.

músculos no tienen la posibilidad de recuperación. Una de las consecuencias más comunes de la falta de descanso es el sobreentrenamien-
to, lo cual produce fatiga muscular y lógicamente produce a su vez
rechazo a la actividad física.

Lo más recomendable para prevenir esta situación es descansar lo
suficiente, dando a los músculos el descanso necesario. Como quiera
usted debe dormir de seis a ocho horas por noche, recordando que el
cuerpo no descansa en la misma forma mientras usted duerme durante el día. También es necesario comenzar a ejercitarse en forma gradual.
Quizás con solo quince minutos e ir incrementando el tiempo de entrenamiento poco a poco.

El descanso y la tranquilidad de la noche proporcionan a los cuerpos cansados un sueño ininterrumpido, por lo tanto las personas realizan alegremente sus labores diarias, y son más felices y saludables.

Hay que evitar el difundido hábito de convertir el día en noche y la
noche en día. Muchos jóvenes duermen profundamente en la mañana,
cuando deberían levantarse con los primeros pájaros que cantan al ama-
necer, y estar activos cuando toda la naturaleza está despierta. Tenemos
que evitar cambiar el ciclo normal con el cual el organismo fue diseñado por Dios.

No se debería pasar por alto la importancia de la regularidad de las
horas para comer y dormir, puesto que la obra de reparar el cuerpo se
efectúa durante las horas de descanso. Es esencial, especialmente para
los jóvenes, que el sueño sea metódico y abundante.

CUIDADO DE LA PIEL

EL ESTRÉS Y LA PIEL

El estrés envejece la piel. La respuesta del organismo ante una situación de estrés prolongada es cansancio, fatiga o un aspecto enfermizo. La piel acusa ese estado mostrándose sin color, con signos de cansancio y envejeciendo prematuramente.

Nuestra piel acusa el estrés de dos formas distintas, desde dentro del organismo debido a enfermedades, una nutrición inadecuada, tensiones provocadas por el trabajo o la familia y exteriormente debido a la contaminación del ambiente, el ruido o trabajar mucho tiempo en sitios cerrados. Podemos sufrir estrés sin darnos cuenta, ya que este se manifiesta de muy diversas maneras como la falta de apetito, dificultades para dormir, entumecimiento de los músculos, falta de apetito sexual o incluso cambios bruscos de humor.

Elvira Gracia (de Mujer actual) nos comenta sobre los síntomas de la piel. Estos cambian según el tipo de piel. Entonces tenemos lo siguiente:

Si la piel es sensible, el estrés se manifiesta sobre todo en la descamación, escozor y picor. La piel reacciona frente a la situación de estrés y lo hace poniendo alerta el mecanismo de defensa celular,

LA RESPUESTA DEL
ORGANISMO ANTE
UNA SITUACIÓN DE
ESTRÉS PROLONGADA
ES CANSANCIO, FATIGA
O UN ASPECTO
ENFERMIZO. LA PIEL
ACUSA ESE ESTADO
MOSTRÁNDOSE SIN
COLOR, CON SIGNOS
DE CANSANCIO
Y ENVEJECIENDO
PREMATURAMENTE.

pero este lejos de beneficiar la situación la empeora notablemente. Para este tipo de problema es recomendable aplicar cremas calmantes para pieles sensibles y en casos extremos los dermatólogos aplican productos que contienen alginato, que es un componente utilizado frecuentemente para tratar pieles quemadas.

Cuando la piel se presenta apagada y con un tono que nos da una apariencia enfermiza, puede deberse a la polución atmosférica, las radiaciones solares o la falta de hidratación. Hay que intentar reconstruir la capa celular destruida a través de cremas reconstituyentes de día y noche.

Las pieles maduras acusan el estrés mostrándose más arrugadas, con bolsas debajo de los ojos y dando un aspecto triste al rostro. Esto es debido a que la energía que posee la epidermis y que necesita para regenerarse, en situaciones de estrés, tiene que cederla para que otros órganos funcionen correctamente. La solución no es fácil pero puede ayudar un tratamiento de choque que estimule la renovación celular; existen en el mercado cosméticos capaces de devolver en parte la elasticidad y luminosidad que la piel ha perdido.

Para combatir el estrés, no hay nada mejor que aprender a relajarse y tomarse las cosas con tranquilidad. Damos unos pequeños consejos para que intente conseguirlo:

No intente abarcar más de lo que puede hacer. Haga una revisión de cuáles son las actividades menos prioritarias y táchelas de su agenda. Es mejor acabar dos cosas bien, que dejar cinco a medias. Para conseguir este primer punto planifique todas las tareas con el tiempo suficiente, antes de que se le caigan encima. De esta forma podremos dirigir nuestra energía hacia metas alcanzables, sin necesidad de agotarnos física y mentalmente corriendo constantemente.

Si tiene previsto un día muy agitado, aliméntese bien durante el día anterior, haga reserva de proteínas (carne, pescado, huevos), ingiera vitaminas (fruta y verduras frescas) y alimentos que contengan fibra (cereales integrales).

Practicar un ejercicio de forma habitual ayuda a descargar adrenalina y con ella las tensiones acumuladas en el organismo. Si no puede ir a un gimnasio, intente andar cada día después del trabajo al menos media hora.

Los cuerpos bronceados versus el efecto nocivo de las radiaciones

Los cuerpos bronceados están de moda, mientras que los rayos solares pierden adeptos y los dermatólogos advierten del gran riesgo que corren los amantes del sol.

Las mujeres usualmente son las que mejor se protegen su piel. Los hombres no tienen esa tendencia tan acentuada. Sin embargo, en los últimos años esa tendencia está aumentando notoriamente. Cada vez más los hombres están usando protección solar mientras trabajan y juegan al aire libre. Ellos saben que el cáncer de la piel es una amenaza; pero que es una amenaza para la cual pueden hacer algo al respecto. Si usted se protege la piel del sol, su probabilidad de que le dé cáncer de la piel será menor.

¿Por qué el sol es malo para la piel?

Las quemaduras de sol y los bronceados son señas de que ha habido daño en su piel. Este daño aumenta su riesgo de que le dé cáncer en la piel.

¿Qué debo hacer para proteger mi piel del sol?

Siga estas pautas para disfrutar «seguridad en el sol» siempre que esté bajo él:

- Manténgase alejado del sol si puede entre las 10 a.m. y las 4 p.m., cuando es más fuerte.

- Use camisa manga larga y pantalones largos para proteger su piel. Use camisas hechas de material con un tejido apretado; como camisetas de algodón de manga larga. Si la ropa le queda suelta, usted se sentirá más fresco. Varias compañías como Solumbra y Sun Preacutions tienen ropa especial disponible para protegerse del sol (www.solumbra.com).

- Use lentes de sol para protegerlos de los rayos solares. La exposición al sol aumenta su riesgo de que le salgan cataratas.

- Use un sombrero de ala ancha. Los sombreros de ala ancha ayudan a proteger la cara, el cuello y las orejas del sol. El mejor sombrero para usar bajo el sol tiene un ala de por lo menos 15 cm (6 pulgadas) de ancho a su alrededor. Las gorras de béisbol y similares no protegen sus orejas y cuello.

- Use crema protectora solar. Todos los días póngase una crema protectora solar con un factor de protección solar (SPF por sus iniciales en inglés) de por lo menos 15, aun en días nublados. Las nubes no protegen su piel del daño que produce el sol. Solamente la crema protectora solar puede hacerlo. Use bastante crema protectora solar y frótela sobre sí muy bien. Póngase la crema protectora solar durante 30 minutos antes de salir afuera. Póngase la crema protectora solar en todo lugar donde los rayos del sol puedan tocarlo; inclusive en su frente y cara, sus orejas, la parte de atrás de su cuello y en cualquier parte donde no tenga pelo en la parte superior de su cabeza. Algunos productos para protección solar anuncian que no caerán en forma de gotas dentro de sus ojos. Usted puede intentar usar esos productos en su cara si ese es un problema para usted.

¿Qué más puedo hacer para proteger mi piel?

Algunos médicos piensan que es una buena idea hacerse un chequeo mensual de la piel. Pregúntele a su médico acerca de esto. Si su médico piensa que es una buena idea para usted, seleccione un cierto día cada mes para revisar su piel; como la fecha de su cumpleaños o el día que paga sus cuentas. Un chequeo mensual de la piel le puede ayudar a detectar el cáncer temprano. Cuanto más rápido se detecta el cáncer de la piel, mejor posibilidad hay de que se cure.

La regla «ABCDE» le puede ayudar a detectar señas de cáncer de la piel. Cuando se mire los lunares en la piel fíjese en lo siguiente:

A por asimetría: Un lunar que al dividirse en dos no se ve igual en ambos lados.

B por borde: Un lunar que tiene bordes poco definidos o indentados.

C por color: Los cambios en el color de un lunar incluyen el oscurecimiento, la extensión del color, pérdida del color o aparición de colores múltiples como azul, rojo, blanco, rosado, violeta o gris.

D por diámetro: Un lunar de más de 0,63 cm (1/4 de pulgada) de diámetro; más o menos del tamaño del borrador de un lápiz.

E por elevación: Un lunar que está levantado por encima de la piel y que tiene una superficie áspera.

También debe fijarse en los siguientes cambios:

- Un lunar que sangra.

- Un lunar que crece rápidamente.

- Un crecimiento escamoso o con costra en la piel.

- Una llaga que no se cura.

- Un lunar que le pica.

- Un lugar en su piel que se siente áspero como papel de lija.

Si su médico le dice que se revise la piel, asegúrese de hacerlo en todo su cuerpo una vez al mes; incluyendo su espalda, su cuero cabelludo y las plantas de sus pies. Use un espejo de mano para revisar los lugares que no pueda ver fácilmente. Haga que alguien le ayude a revisarse la parte superior de la cabeza. Usted puede usar un secador de cabello en una graduación baja para mover el pelo de modo que pueda verse el cuero cabelludo con más facilidad.

HIDRATACIÓN CORPORAL

El agua es una molécula con un extraño comportamiento que la convierte en una sustancia diferente a la mayoría de los líquidos, posee una manifiesta reaccionabilidad y unas extraordinarias *propiedades físicas y químicas* que van a ser responsables de su importancia biológica.

A través del tiempo, los organismos se han adaptado al ambiente acuoso y han desarrollado sistemas que les permiten aprovechar las inusitadas propiedades del agua. Esta es considerada como el nutriente esencial. Es el medio donde se realizan todas las actividades químicas que tienen lugar en el cuerpo. Sirve como sustancia reguladora.

Funciones del agua

Las funciones del agua se relacionan íntimamente con las propiedades anteriormente descritas. Se podrían resumir en los siguientes puntos:

EL AGUA, UNA MOLÉCULA SIMPLE Y EXTRAÑA, PUEDE SER CONSIDERADA COMO EL LÍQUIDO DE LA VIDA. ES LA SUSTANCIA MÁS ABUNDANTE EN LA BIOSFERA, DONDE LA ENCONTRAMOS EN SUS TRES ESTADOS Y ES ADEMÁS EL COMPONENTE MAYORITARIO DE LOS SERES VIVOS, PUES ENTRE EL 65 Y EL 95% DEL PESO DE LA MAYOR PARTE DE LAS FORMAS VIVAS ES AGUA.

- Soporte o medio donde ocurren las reacciones metabólicas.

- Amortiguador térmico.

- Transporte de sustancias.

- Lubricante, amortiguadora del roce entre órganos.

- Favorece la circulación y la turgencia.

- Da flexibilidad y elasticidad a los tejidos.

- Puede intervenir como reactivo en reacciones del metabolismo, aportando hidrogeniones o hidroxilos al medio.

En el agua de nuestro cuerpo tienen lugar las reacciones que nos permiten estar vivos. Forma el medio acuoso donde se desarrollan todos los procesos metabólicos que ocurren en nuestro organismo. Esto se debe a que las enzimas (agentes proteicos que intervienen en la transformación de las sustancias que se utilizan para la obtención de energía y síntesis de materia propia) necesitan de un medio acuoso para que su estructura tridimensional adopte una forma activa.

Necesidades diarias de agua

El agua es imprescindible para el organismo. Por ello, las pérdidas que se producen por la orina, las heces, el sudor y a través de los pulmones o de la piel, han de recuperarse mediante el agua que bebemos y gracias a aquella contenida en bebidas y alimentos.

Es muy importante consumir una cantidad suficiente de agua cada día para el correcto funcionamiento de los procesos de asimilación y, sobre todo, para los de eliminación de residuos del metabolismo celular.

Situaciones en la que debe incrementarse la cantidad de agua ingerida:

- Al practicar ejercicio físico.

- Cuando la temperatura ambiente es elevada.

- Cuando tenemos fiebre.

- Cuando tenemos diarrea.

Recomendaciones sobre el consumo de agua:

- Si consumimos agua en grandes cantidades durante o después de las comidas, disminuimos el grado de acidez en el estómago al diluir los jugos gástricos. Esto puede provocar que las enzimas que requieren un determinado grado de acidez para actuar queden inactivas y la digestión se haga más lenta. Las enzimas que no dejan de actuar por el descenso de la acidez pierden eficacia al quedar diluidas. Si las bebidas que tomamos con las comidas están frías, la temperatura del estómago disminuye y la digestión se hace aun más lenta.

- Como norma general, debemos beber en los intervalos entre comidas, entre dos horas después de comer y media hora antes de la siguiente comida. Está especialmente recomendado beber uno o dos vasos de agua al levantarse. Así conseguimos una mejor hidratación y activamos los mecanismos de limpieza del organismo.

GRACIAS A LA ELEVADA CAPACIDAD DE EVAPORACIÓN DEL AGUA, PODEMOS REGULAR NUESTRA TEMPERATURA, SUDANDO O PERDIÉNDOLA POR LAS MUCOSAS, CUANDO LA TEMPERATURA EXTERIOR ES MUY ELEVADA; ES DECIR, CONTRIBUYE A REGULAR LA TEMPERATURA CORPORAL MEDIANTE LA EVAPORACIÓN DE AGUA A TRAVÉS DE LA PIEL.

El ser humano necesita unos tres litros de agua al día como mínimo, de los que la mitad aproximadamente la obtiene de los alimentos y la otra mitad la debe conseguir bebiendo.

En situaciones normales nunca existe el peligro de tomar más agua de la cuenta ya que la ingesta excesiva de agua no se acumula, sino que se elimina.

• En la mayoría de las poblaciones es preferible consumir agua mineral, o de un manantial o fuente de confianza, al agua del grifo.

Contaminación del agua y la salud

El agua al caer con la lluvia por enfriamiento de las nubes arrastra impurezas del aire. Al circular por la superficie o a nivel de capas profundas, se le añaden otros contaminantes químicos, físicos o biológicos. Puede contener productos derivados de la disolución de los terrenos como calizas, yeso, anhidrita, sal, cloruro potásico, silicatos, oligoelementos, nitratos, hierro, potasio, cloruros, fluoruros, así como materias orgánicas.

Hay pues una contaminación natural, pero al mismo tiempo puede existir otra muy notable de procedencia humana, por actividades agrícolas, ganaderas o industriales, que hace sobrepasar la capacidad de autodepuración de la naturaleza.

Los márgenes de los componentes permitidos para el consumo humano vienen definidos en los «criterios de potabilidad» y regulados en la legislación. Ha de definirse que existe otra reglamentación específica, para las bebidas envasadas y aguas medicinales.

Para abastecimientos en condiciones de normalidad, se establece una dotación mínima de cien litros por habitante y día, pero no ha de olvidarse que hay núcleos, en los que por las especiales circunstancias de desarrollo y asentamiento industrial, se pueden llegar a necesitar hasta quinientos litros, con flujos diferentes según ciertos segmentos horarios.

Hay componentes que definen unos «caracteres organolépticos», como calor, turbidez, olor y sabor y hay otros que definen otros «caracteres fisicoquímicos» como temperatura, hidrogeniones (ph), conductividad, cloruros, sulfatos, calcio, magnesio, sodio, potasio, aluminio, dureza total, residuo seco, oxígeno disuelto y anhídrido carbónico libre.

Todos estos caracteres deben ser definidos para poder utilizar con garantías un agua en el consumo humano y de acuerdo con la legislación vigente, tenemos los llamados «Nivel-Guía» y la «Concentración Máxima Admisible» (C.M.A.).

Otro listado contiene, «Otros caracteres» que requieren especial vigilancia, pues traducen casi siempre contaminaciones del medio ambiente, generados por el propio hombre y se refieren a nitratos, nitritos, amonio, nitrógeno (excluidos NO_2 y NO_3), oxidabilidad, sustancias extraíbles, agentes tensioactivos, hierro, manganeso, fósforo, flúor y deben estar ausentes materias en suspensión.

Otro listado identifica, los «caracteres relativos a las sustancias tóxicas» y define la concentración máxima admisible para arsénico, cadmio, cianuro, cromo, mercurio, níquel, plomo, plaguicidas e hidrocarburos policíclicos aromáticos.

Todos estos caracteres se acompañan de mediciones de otros que son los «microbiológicos» y los de «radioactividad» y así se conforma una analítica para definir en principio, una autorización para consumo humano. Lógicamente también contiene nuestra legislación, la referencia a los «Métodos analíticos para cada parámetro».

Pese a las características naturales de las aguas destinadas para el consumo humano y dado su papel como mecanismo de transmisión de importantes agentes microbianos que desencadenan enfermedades en el hombre, «en todo caso se exige» que el agua destinada a consumo humano, antes de su distribución, sea sometida a tratamiento de **desinfección**.

AL SER RECURSO IMPRESCINDIBLE PARA LA VIDA HUMANA Y PARA EL DESARROLLO SOCIOECONÓMICO, INDUSTRIAL Y AGRÍCOLA, UNA CONTAMINACIÓN A PARTIR DE CIERTO NIVEL CUANTITATIVO O CUALITATIVO, PUEDE PLANTEAR UN PROBLEMA DE SALUD PÚBLICA.

ALREDEDOR DEL
60% DE LA MASA
CORPORAL DEL
HOMBRE ES AGUA,
ESTO REPRESENTA
42 LITROS EN
UNA PERSONA
QUE PESA 70
KILOGRAMOS.

Hidratación corporal y práctica de ejercicios físicos

Mantener unas reservas adecuadas de agua corporal es extremadamente importante para la regulación de la temperatura, la función cardio-vascular y el rendimiento físico.

La sangre (5 a 6 litros) es necesaria para el suministro de oxígeno y nutrientes a los múscu-los que trabajan. Así mismo es indispensable para el transporte de calor desde los músculos hacia la piel, donde la evaporación del agua en el sudor ayuda a disipar el calor hacia el ambiente. Si los fluidos perdidos a través del sudor, la pro-ducción de orina y otros medios no son reempla-zados con el consumo de líquidos, el hombre muere por deshidratación en pocos días. En las competencias deportivas, un inadecuado sumi-nistro de sangre a los músculos o una excesiva acumulación de calor debido a una disipación insuficiente, disminuye el rendimiento físico y ori-gina enfermedades por calor.

Cuando el cuerpo posee reservas normales de agua, se considera que está en euhidratación. La hipohidratación es el estado de fluidos reduci-dos y en la hiperhidratación hay más agua de lo normal. El término deshidratación se refiere a la reducción más o menos rápida del agua corporal, donde el cuerpo progresa desde un estado de euhidratación a uno de hipohidratación. Por ejemplo, un jugador de fútbol que sea incapaz de restituir las pérdidas de sudor durante el juego se deshidratará gradualmente. La tasa de sudora-ción puede ser de dos litros por hora o más en atletas que compiten a altas intensidades en cli-mas calientes. La producción de un litro de sudor por hora es común en climas templados. En deportes como la lucha, el judo, el remo de peso ligero y el boxeo, los atletas se deshidratan hasta un 5% o más para clasificar y competir en categorías inferiores a su peso corporal. Además, mucha gente no reemplaza sus pérdidas de fluidos corporales debido a un inadecuado deseo de beber. Indudablemente, muchos atletas comienzan sus competencias en un estado de hipohidratación, bien sea debido a fallas en la reposición de los fluidos perdidos en los entrenamientos o competencias previas, o que ellos se han propuesto a estar deshidratados. Por lo tanto, parece intuitivamente obvio que deberían tomar cantidades abundantes de fluidos antes del ejercicio si desean rendir bien y reducir el riesgo de enfermedades por calor.

Si las reservas de agua corporal están normales antes del ejercicio, entonces parece razonable pensar que el incremento de los fluidos del cuerpo, por ejemplo, producir hiperhidratación, podría incrementar la función cardiovascular y la termorregulación, por lo tanto, esto ayudaría a incrementar el rendimiento físico.

Según David Lamb, Ph.D. (Escuela de Actividad Física y Servicios Educacionales de la Universidad del estado de Ohio) y Adel Helmy Shehata, Ph.D. (Departamento de Fisiología del Ejercicio de la Universidad Helwan, El Cairo, Egipto) los beneficios y limitaciones de la prehidratación en atletas son los siguientes:

Cuando es imposible ingerir suficientes fluidos durante el ejercicio, el aumento de las reservas de agua corporal y el mantenimiento de una óptima hidratación, a través de la ingesta de líquidos momentos antes del ejercicio, incrementa la función cardiovascular y la regulación de la temperatura. Para garantizar un estado de hidratación el día antes de la competencia, es recomendable ingerir por lo menos 500 ml (dos vasos) de fluidos antes de dormir y por lo menos otros 500 ml al despertarse en la mañana. Luego, se deben ingerir otros 500 a 1000 ml alrededor de una hora antes y 250 a 500 ml adicionales veinte minutos antes del ejercicio. Esto permitirá «rellenar» las reservas de fluidos en la mayoría de los casos.

El tipo de fluidos ingerido antes del ejercicio es importante. Las soluciones que contienen carbohidratos (para suministrar energía) y pequeñas cantidades de cloruro de sodio (para mantener el estímulo de la sed y reducir la formación de orina) ofrecen más efectos benéficos que el agua sola. La adición de glicerol a la bebida de hidratación antes de la bebida de carbohidratos y electrolitos, antes de una carrera sobre la banda rodante, es mejor que el agua en recu-

LOS ATLETAS Y OTROS QUE COMIENZAN LA ACTIVIDAD FÍSICA CON UN VOLUMEN DE AGUA CORPORAL INFERIOR AL NORMAL, ESTÁN MÁS PROPENSOS A EXPERIMENTAR EFECTOS ADVERSOS EN SU FUNCIÓN CARDIOVASCULAR, LA REGULACIÓN DE LA TEMPERATURA Y EL RENDIMIENTO FÍSICO.

perar la función cardiovascular y la regulación de la temperatura, deteriorada después de una deshidratación aguda antes del ejercicio.

En resumen, cuando uno comienza la actividad en estado de hipohidratación, es muy probable que la función fisiológica y el rendimiento sean afectados adversamente. La recuperación parcial de los fluidos corporales antes que el ejercicio comience puede reducir estos efectos. De la misma manera, deben ser consumidos más fluidos de los que se han perdido en una deshidratación previa, si se quiere alcanzar un estado de euhidratación. Finalmente, las bebidas que contienen sodio y carbohidratos son más efectivas que el agua en restablecer el agua corporal.

DESINTOXICACIÓN CORPORAL

Si usted se pregunta: ¿Cuál es una de las fuentes más importantes en la introducción de toxinas a nuestro cuerpo? La respuesta será: Nuestra dieta. En la misma se ven involucrados muchos factores que varían de una cultura a otra, pero básicamente existen dos que se ven en cualquier cultura y que se han propagado a través de los medios de comunicación social. Estos son la alimentación artificial y la abundancia.

La mayor parte de la alimentación actual está basada en alimentos con sabores y colores artificiales. Además son sometidos a procesos químicos que muchas veces degradan los nutrientes. La ingesta de estimulantes como la cafeína —contenida en el café, los refrescos (sodas) y demás bebidas artificiales— es otro factor a considerar.

Es lógico pensar que la gran cantidad de toxinas derivadas de estos alimentos se acumulan en nuestro cuerpo porque saturan la capacidad de eliminación del mismo a través de los riñones y otros órganos. Se ingieren con tanta frecuencia y tan abundantemente que esto es lo que sucede. Si en algún momento ingiriéramos estos alimentos, nuestro cuerpo tendría la capacidad de eliminarlos, pero forman parte de la «dieta normal» de nuestra distorsionada sociedad.

DIETA DE DESINTOXICACIÓN

Consiste en una dieta en la cual se eliminan los enlatados y alimentos artificiales, de esta forma el cuerpo desechará una serie de sustancias nocivas. Esta dieta de desintoxicación puede ser realizada una vez al mes, lo cual servirá no solamente para desintoxicar nuestro organismo sino para controlar el peso también.

DIETA DE DESINTOXICACIÓN # 1. SEIS DÍAS.

Primer día

Desayuno:
Un vaso de jugo de frutas sin azúcar, preferiblemente de naranja o papaya. Puede agregarle dos cucharadas de granola o ajonjolí tostado. Si desea puede comer un paquete pequeño de galletas integrales (de fibras).

Merienda (a media mañana):
Una porción de cualquier tipo de frutas frescas.

Almuerzo (lunch):
Una pechuga o un muslo de pollo acompañado de ensalada cruda o vegetales cocidos. Un vaso de jugo de frutas sin azúcar.

Cena:
Un plato de sopa de vegetales o de verduras que no contengan carne de ninguna clase. Las puede acompañar de dos rebanadas de pan integral (de fibras).

Segundo día

Desayuno:
Un plato de frutas sin azúcar o ningún otro agregado.

Merienda:
Un vaso de leche acompañado de un paquete de galleta integral.

Almuerzo:

Un pescado a la plancha o guisado sin aceite, acompañado de ensalada cruda y un jugo de fruta natural. Si lo desea también puede tomar una tasita de consomé o sopa de pescado.

Merienda (media tarde):

Un vaso de jugo de fruta sin azúcar.

Cena:

Un sándwich de vegetales con una rebanada de queso sin mantequilla.

Tercer día

Desayuno:

Un plato de granola con jugo de frutas.

Merienda:

Yogur, si es natural puede endulzarlo con miel de abejas o azúcar morena.

Almuerzo:

Una taza de lentejas y media taza de arroz acompañado de dos cucharadas de queso rallado y un plato de ensalada.
Un vaso de jugo de frutas.

Merienda:

Un vaso de jugo o una fruta (pera, manzana, naranja).

Cena:

Sopa de vegetales (no de sobres), una ensalada y dos rebanadas de pan integral.

Cuarto día

Desayuno:

Un plato de frutas.

Merienda:

Un vaso de jugo de frutas.

Almuerzo:
Un caldo de vegetales o crema de apio, calabaza o espinaca.
Un plato de ensalada y un jugo de frutas sin azúcar.

Merienda:
Un vaso de jugo o un trozo de frutas.

Cena:
Un plato de frutas dulces con una cucharada de granola y un vaso de jugo.

Quinto día

Desayuno:
Una porción de sandía, papaya o naranja.

Merienda:
Un vaso de jugo de frutas sin azúcar.

Almuerzo:
Un plato de ensalada. Una papa asada o sancochada.

Merienda:
Una banana o dos naranjas.

Cena:
Un sándwich de vegetales. Un vaso de jugo de frutas.

Sexto día

Día exclusivo para ingerir solo frutas o sus jugos.

Dieta de desintoxicación # 2. Cuatro días.

Primer día

Desayuno:
Un plato de frutas frescas. Si desea puede agregarle dos o tres cucharadas de granola o cualquier otro cereal bajo en sodio.

Almuerzo:
Ensalada y papas al vapor. Puede tomar un caldo de vegetales o de pollo.

Nota: Puede comer una pequeña porción de pechuga de pollo.

Cena:
Coma algo ligero como un sándwich de vegetales o un plato de caldo de vegetales. O si prefiere un yogur de frutas. Tome un jugo de frutas naturales. Para preparar caldos de vegetales les presentamos dos alternativas que puede utilizar.

Caldo # 1

Ingredientes:
Un tomate, un chile dulce pequeño, un ramito de célery, una cebolla, una papa en rebanadas, una cucharada de cilantro (opcional).

Preparación:
Colocar todo sin cortar en una cacerola, menos el cilantro; dejar hervir y luego licuarlo todo menos la papa. Cuando está lista la papa, se apaga y se sirve con el cilantro.

Caldo # 2

Ingredientes:
Una zanahoria, una papa en rebanada, una ramita de cilantro, un diente de ajo, una pizca de sal y una cebolla.

Preparación:
Este caldo estará listo cuando la papa, a su vez, esté blanda. Colocar todo sin picar en una cacerola, menos el cilantro, dejar hervir y luego licuarlo todo menos la papa. Cuando está lista la papa, se apaga y se sirve con el cilantro.

Segundo día

Desayuno:
Dos raciones de frutas.

Merienda:
Otra ración de frutas frescas.

Almuerzo:
Un vaso de jugo de frutas recién extraído sin azúcar.
Dos tazas de ensalada sin aderezo.

Merienda:
Un vaso de jugo recién extraído o una ración de fruta fresca.

Cena:
Una infusión caliente de tilo (té), manzanilla o canela.
Una porción de frutas.

Tercer día

Desayuno:
Dos raciones de fruta más una cucharada de granola si lo
desea.

Merienda:
Una infusión de canela.

Almuerzo:
Un vaso de jugo de frutas sin azúcar, dos tazas de ensalada y
un yogur.

Cena:
Un vaso de jugo, una taza de crema de vegetales baja en sal,
más una rebanada de pan y una infusión (té) de cualquier
hierba aromática.

Cuarto día

Desayuno:

Dos porciones de frutas con dos cucharadas de granola.

Merienda:

Una ración de frutas o un vaso de jugo natural.

Almuerzo:

Media taza de arroz sin aceite, taza y media de ensalada, una taza de crema o caldo de vegetales.

Merienda:

Una infusión caliente de canela endulzada con miel y una rebanada de pan integral.

Cena:

Taza y media de ensalada, dos cucharadas de queso y una taza de yogur.

Nota: Una ración de frutas equivale más o menos a una taza de fruta picada o 3/4 de taza de jugo recién extraído o una fruta pequeña.

DIETA DE DESINTOXICACIÓN # 3. TRES DÍAS.

Primer día

Desayuno:
Coma una buena porción de melón o sandía fresca. Puede ingerir la cantidad que desee.

Almuerzo:
Ensalada cruda abundante. Un vaso de jugo de frutas.

Cena:
Crema de verduras frescas. Una naranja o toronja.

Segundo día

Desayuno:
Dos porciones de papaya o melón. Dos naranjas o un vaso de jugo. Puede incluir dos o tres onzas de semillas crudas de ajonjolí, girasol, calabaza u otras semillas con el jugo de naranja.

Almuerzo:
Un plato de frutas compuesto por melón, sandía y papaya. Ensalada de lechuga, apio España y nueces crudas. Le puede agregar limón si lo desea.

Cena:
Ensalada de verduras crudas, un aguacate entero y una porción grande de vainitas cocidas al vapor.

Día exclusivo para ingerir solo frutas o sus jugos.

Como se puede observar esta segunda dieta previa tiene una duración de tres días porque es más estricta. Se presentan ambas alternativas para que se escoja la que se adapte mejor a sus necesidades. Otra recomendación sería ingerir suplementos nutritivos para llenar los depósitos corporales.

DÍA DE DESINTOXICACIÓN

Si le parece que seis, cuatro o tres días son mucho tiempo para usted, entonces le sugiero algo más corto. Esto consiste en tomar un día fijo a la semana en el cual solo va a ingerir frutas o sus jugos. Será su día especial en el cual usted puede escoger tres alternativas a ingerir:

Ingerir las porciones de frutas

Las frutas que usted puede utilizar son variadas, tales como las uvas, melón, sandía, manzana, pera, durazno, melocotón, fresas, albaricoque, toronja, pomelo, naranjas y piñas, o cualquier otra de su preferencia. Es de hacer notar que si una persona tiene alguna sensibilidad hacia alguna fruta en particular, o sea que le produzca algún síntoma, entonces no la debe ingerir.

Las frutas deben ser de temporada para que sean más frescas y ser masticadas lentamente para estimular la producción de saliva y enzimas digestivas. Recordemos que la digestión comienza en la boca. También es bueno hacer referencia a que la ingestión de frutas (o sus jugos) favorece la evacuación.

La frecuencia con la que deben ingerirse las frutas es con intervalos que pueden variar entre una a tres horas. Todo depende de la sensación de plenitud que tenga su estómago o de la demanda que haga su cuerpo.

Si prefiere ingerir solo jugos estas recomendaciones le serán de gran ayuda:

• Que sean naturales

• Recién extraídos

• Servidos a temperatura ambiente

• Sorbidos lentamente para que se puedan mezclar con la saliva.

• Sin colarlos para mantener las fibras que ayudan a estimular el intestino grueso.

• Tampoco se recomienda añadirles azúcar para endulzarlos.

• La cantidad puede oscilar entre uno a dos vasos cada una o dos horas respectivamente.

• Ingerir ambos a la vez

RECUERDE:
«TODO ME ES LÍCITO,
MAS NO TODO ME
CONVIENE; TODAS
LAS COSAS ME SON
LÍCITAS, MAS YO NO
ME DEJARÉ DOMINAR
DE NINGUNA»,
I CORINTIOS 6.12.

En este caso puede comer grandes porciones de frutas y en los tiempos intermedios ingerir los jugos de su preferencia. Esta combinación puede ser mejor para algunas personas ya que tendrán la sensación de plenitud requerida. Quizás pueden tomar una larga porción de frutas en la hora del desayuno, del almuerzo y de la cena, y entre estas (meriendas) tomar los jugos. Recomendaciones adicionales:

- Aproveche que su cuerpo está libre de toxinas y haga cambios permanentes de hábitos alimentarios.

- Disminuya la frecuencia de ingerir las carnes rojas y de cerdo. Busque mejores alternativas.

- No utilice los condimentos artificiales, enlatados o comidas de sobres.

ACERCA DE LOS AUTORES

NELLY CARUCI.

Es médico egresada de la Universidad Central de Venezuela. Realizó su especialidad en Nutrición Clínica en la Universidad Simón Bolívar.

La Dra. Nelly Caruci se ha dedicado a investigar en forma práctica las mejores maneras de nutrir el organismo adecuadamente en las diferentes etapas de la vida. Esto la ha llevado a obtener su propio sistema y hacer sus propias recetas.

La Dra. Caruci comparte sus conocimientos en varios países a través de conferencias y seminarios sobre nutrición saludable. De igual manera enseña en forma práctica la preparación sencilla de alimentos deliciosos y saludables.

JOSÉ CARUCI.

Es médico egresado de la Universidad Central de Venezuela. En la actualidad se encuentra finalizando una especialidad en traumas emocionales certificada por la Universidad del Estado de la Florida.

El Dr. Caruci se ha dedicado por muchos años a investigar sobre los mecanismos naturales de autocuración que posee el cuerpo humano creado por Dios. Es un especialista en ayunos terapéuticos.

Es escritor del libro *El ayuno*, el cual es un manual sistemático sobre cómo ayunar correctamente. El mismo es publicado por Caribe-Betania Editores.

BIBLIOGRAFÍA

Astrand, Rodahl, *Fisiología del Trabajo Físico*, 3ª edición, Editorial Panamericana, 1992.

Best y Taylor, *Bases Fisiológicas de la Práctica Médica*, 12ª edición, Editorial Panamericana, 1994.

Caruci, José, *El Ayuno*, Editorial Caribe-Betania, 2002.

Guyton, *Tratado de Fisiología Médica*, 8ª edición, Editorial Interamericana Mc Graw Hill, 1991.

Harrison, *Principios de Medicina Interna*, 11ª edición, Editorial Interamericana Mc Graw Hill, 1987.

Morehouse, Miller, *Fisiología del Ejercicio*, 9ª edición, Editorial El Ateneo, 1986.

Smith, Thier, *Fisiopatología*, 2ª edición, Editorial Panamericana, 1991.

American College of Sports Medicine, «Exercise and fluid replacement», Med. Sci. Sports Exerc., 1996, 28:i-vii.

Candas, V., J.P. Libert, G. Brandenberger, J.C. Sagot, y J.M. Kahn, Thermal and circulatory responses during prolonged exercise at different levels of hydration, J. Physiol., París, 1988, 83:11-18.

Castellani, J.W., C.M. Maresh, L.E. Armstrong, R.W. Kenefick, D. Riebe, M. Echegaray, D. Casa, y V.D. Castracane, Intravenous vs. oral rehydration: effects on subsequent exercise-heat stress. J. Appl. Physiol., 1997, 82:799-806.

Costill, D.L., y K.E. Sparks, Rapid fluid replacement following thermal dehydration, J. Appl. Physiol., 1973, 34:299-303.

Dearborn, A.S., A.C. Ertl, C.G.R. Jackson, P.R. Barnes, J.L. Breckler, and G.E. Greenleaf, Effect of glucose-water ingestion on exercise thermoregulation in men dehydrated after water immersion, Aviat. Space. Environ. Med., 1999, 70:35-41.

Fallowfield J.L., C. Williams, y R. Singh, The influence of ingesting a carbohydrate-electrolyte beverage during 4 hours of recovery on subsequent endurance capacity, Int. J. Sport Nutr., 1995, 5:285-299.

Freund, B.J., S.J. Montain, A.J. Young, M.N. Sawka, J.P. DeLuca, K.B. Pandolf, y C.R. Valeri, Glycerol hyperhydration: hormonal, renal and vascular fluid responses, J. Appl. Physiol., 1995, 79:2069-2077.

Fruth, J.M., y C.V. Gisolfi, Effects of carbohydrate consumption on endurance performance: fructose versus glucose, en: E.L. Fox (ed.) Nutrient Utilization During Exercise, Ross Laboratories, Columbus, OH, 1983, pp. 68-77.

Gleeson, M., R.J. Maughan, y P.L. Greenhaff, Comparison of the effects of pre-exercise feeding of glucose, glycerol and placebo on endurance and fuel homeostasis in man, Eur. J. Appl. Physiol., 1986, 55:645-653.

Greenleaf, J.E., y B.L. Castle, Exercise temperature regulation in man during hypohydration and hyperhydration, J. Appl. Physiol., 1971, 30:847-853.

Greenleaf, J.E., R. Looft-Wilson, J. L. Wisherd, C.G.R. Jackson, P.P. Fung, A.C. Ertl, P.R. Barnes, C.D. Jensen, y J.H. Whittam, Hypervolemia in men from fluid ingestion at rest and during exercise, Aviat. Space Environ. Med., 1998, 69:374-386.

Grucza, R. M. Szczypaczewska, y S. Kozlowski, Thermoregulation in hyperhydrated men during physical exercise, Eur. J. Appl. Physiol., 1987, 56:603-607.

Kristal-Boneh, E., J.G. Glusman, C. Chaemovitz, y Y. Cassuto, Improved thermoregulation caused by forced water intake in human desert dwellers, Eur. J. Appl. Physiol., 1988, 57:220-224.

Inder, W.J., M.P. Swanney, R.A. Donald, T.C.R. Prickett, y J. Hellemans, The effect of glycerol and desmopressin on exercise performance and hydration in triathletes, Med. Sci. Sports Exerc., 1998, 30:1263-1269.

Latzka, W.A., M.N. Sawka, S.J. Montain, G.S. Skrinar, R.A. Fielding, R.P. Matott, y K.B. Pandolf, Hyperhydration: theromoregulatory effects during compensable exercise-heat stress, J. Appl. Physiol., 1997, 83:860-866.

Latzka, W.A., M.N. Sawka, S.J. Montain, G.S. Skrinar, R.A. Fielding, R.P. Matott, y K.B. Pandolf, Hyperhydration: tolerance and cardiovascular effects during uncompensable exercise-heat stress, J. Appl. Physiol., 1998, 84:1858-1864.

Lyons, T.P., M.L. Riedesel, L.E. Meuli, y T.W. Chick, Effects of glycerol-induced hyperhydration prior to exercise in the heat on sweating and core temperature, Med. Sci. Sports Exerc., 1990, 22:477-483.

Maughan, R.J., Carbohydrate-electrolyte solutions during prolonged exercise, en: D.R. Lamb and M. Williams (eds.), Perspectives in Exercise Science and Sports Medicine, Vol. 4, Ergogenics: Enhancement of Performance in Exercise and Sport, Benchmark Press, Carmel, IN, 1991, pp. 35-76.

Maughan, R.J., y M. Gleeson, Influence of a 36 h fast followed by refeeding with glucose, glycerol or placebo on metabolism and performance during prolonged exercise in man, Eur. J. Appl. Physiol., 1988, 57:570-576.

Melin, B., M. Cure, C. Jimenez, N. Koulmann, G. Savourey, y J. Bittel, Effect of ingestion pattern on rehydration and exercise performance subsequent to passive dehydration, Eur. J. Appl. Physiol., 1994, 68:281-284.

Miller, J.M., E.F. Coyle, W.M. Sherman, J.M. Hagberg, D.L. Costill, W.J. Fink, S.E. Terblanche, y J.O. Holloszy, Effect of glycerol feeding on endurance and metabolism during prolonged exercise in man, Med. Sci. Sports Exerc., 1983, 15:237-242.

Montain, S.J., y E.F. Coyle, Influence of graded dehydration on hyperthermia and cardiovascular drift during exercise, J. Appl. Physiol., 1992, 73:1340-1350.

Montner, P., D.M. Stark, M.L. Riedesel, G. Murata, R. Robergs, M. Timms, y T.W. Chick, Pre-exercise glycerol hydration improves cycling endurance time, Int. J. Sports Med., 1996, 17:27-33.

Moroff, S.V., y D.E. Bass, Effects of overhydration on man's physiological responses to work in the heat, J. Appl. Physiol., 1965, 20:267-270.

Murray, R., D.E. Eddy, G.L. Paul, J.G. Seifert, y G.A. Halaby, Physiological response to glycerol ingestion during exercise, J. Appl. Physiol., 1991, 71:144-149.

Nadel, E.R., S.M. Fortney, y C.B. Wenger, Effect of hydration state on circulatory and thermal regulations, J. Appl. Physiol., 1980, 49:715-721.

Nielsen, B., Effect of changes in plasma Na+ and Ca++ ion concentration on body temperature during exercise, Acta Physiol. Scand., 1974, 91:123-129.

Rico-Sanz J., W.R. Frontera, M.A. Rivera, A. Rivera-Brown, P.A. Molé, y C.N. Meredith, Effects of hyperhydration on total body water, temperature regulation and performance of elite young soccer players in a warm climate, Int. J. Sports Med., 1996, 17:85-91.

Riedesel, M.L., D.Y. Allen, G.T. Peake, and K. Al-Qattan, Hyperhydration with glycerol solutions, J. Appl. Physiol., 1987, 63:2262-2268.

Sawka, M.N., y K.B. Pandolf, Effects of body water loss on physiological function and exercise performance, en: C.V. Gisolfi and D.R. Lamb (eds.), Perspectives in Exercise Science and Sports Medicine, Vol. 3, Fluid Homeostasis During Exercise, Benchmark Press, Carmel, IN, 1990, pp. 1-30.

Sawka, M.N., A.J. Young, R.P. Francesconi, S.R. Muza, y K.B. Pandolf, Thermoregulatory and blood responses during exercise at graded hypohydration levels, J. Appl. Physiol., 1985, 59:1394-1401.

Sherman, W.M., Carbohydrate feedings before and after exercise, en: D.R. Lamb and M. Williams (eds.), Perspectives in Exercise Science and Sports Medicine, Vol. 4, Ergogenics: Enhancement of Performance in Exercise and Sport, Benchmark Press, Carmel, IN, 1991, pp. 1-34.

Shirreffs, S.M., A.J. Taylor, J.B. Leiper, y R.J. Maughan, Post-exercise rehydration in man: effects of volume consumed and drink sodium content, Med. Sci. Sports Exerc., 1996, 28:1260-1271.

Wemple, R.D., D.R. Lamb, y K.H. McKeever, Caffeine vs. caffeine-free sports drinks: Effects on urine production at rest and during prolonged exercise, Int. J. Sports Med., 1997, 18:40-46

MARCADORES DE DESTINO

Es un proceso disciplinado de maximización de potenciales, en el cual, por medio de principios de vida, se conforman sistemática y conscientemente nuevos valores, nuevas conductas y hábitos correctos en los participantes en un período de dos años.

¿CÓMO SURGE?

Producto de veinte años de investigación y desarrollo. Durante ese tiempo el Dr. José Caruci ha estado en contacto con personas de varias latitudes estudiando, y descubriendo, los principios de vida que les permiten maximizar su potencial. Los hallazgos los analizó profundamente con la ayuda de otros profesionales. En esta información no organizada, él ha tratado de ver los principios de vida, y extraer orden del desorden para pasar al concepto.

NIVELES DEL PROCESO MARCADORES DE DESTINO

NIVEL I. Decisión.

En este primer nivel los mentores le proveerán herramientas para que los participantes puedan identificar los principios errados, los modelos disfuncionales y los bloqueos emocionales que interfieren con la percepción de su verdadero potencial. De esta forma el participante podrá realizar un autodiagnóstico de su situación personal, y tomar decisiones tendientes al cambio. El valor fundamental que sustenta el trabajo en este nivel es la libertad.

El enfoque de este nivel es descubrir la **disposición innata** para lo cual el participante tiene la mejor oportunidad de sobresalir en la vida.

NIVEL II. Crecimiento.

En este segundo nivel los mentores le proveerán herramientas a los participantes para que puedan remover los antiguos principios de vida, e integren los nuevos. Esto les ayudará al fortalecimiento de su carácter asumiendo conscientemente responsabilidades. El valor fundamental que sustenta el trabajo en este nivel es la integridad.

El enfoque en este nivel es descubrir **algo específico que tenga significado** como para dedicarse con pasión a ello hasta hacerlo crecer.

NIVEL III. Multiplicación.

En este tercer nivel los mentores le proveerán herramientas a los participantes para que puedan ampliar su círculo de influencia. Ya en este nivel los sistemas de referencia internos del participante han cambiado debido al funcionamiento de los nuevos principios de vida adquiridos. Esto le permite, a su vez, relacionarse efectivamente con las demás personas. El valor fundamental que sustenta el trabajo en este nivel es la dignidad.

El enfoque de este nivel es **entender profundamente cuál es el rango de influencia** del participante.

NIVEL IV. Transformación.

En este cuarto nivel los mentores le proveerán herramientas a los participantes para que pueda alcanzar su máximo potencial de productividad. Los principios de vida, y los valores, que adquirió en los tres niveles anteriores son el fundamento que lo harán operar efectivamente en este último nivel del proceso Marcadores de Destino.

El enfoque en este nivel es **el entendimiento profundo de cómo generar un flujo continuo** de fondos y utilidades sostenidas.

EQUIPOS DE MAXIMIZACIÓN

Cada participante forma parte de un equipo de maximización, el cual le permite discutir semanalmente con otros integrantes los principios compartidos. Cada participante busca formas de integrar nuevos principios para desarrollar nuevas habilidades. Este nivel de compromiso del equipo en crear ciclos de comprensión hace el aprendizaje convincente y duradero.

DURACIÓN

Dos años o cuatro semestres. Para que los participantes culminen el proceso Marcadores de Destino se requiere la entrega del proyecto de maximización. Una vez finalizado el proceso, y cumplido con todos los requisitos en forma satisfactoria, el participante recibirá su diploma en «Maximización de Potenciales».

¿A QUIÉN VA DIRIGIDO?

Esta propuesta está dirigida a todas aquellas personas que:
• Desean incrementar el desarrollo de su calidad de vida personal.
• Desean incrementar la eficacia de su productividad.

INFORMACIÓN

DECISION INSTITUTE
P.O. BOX 151869
AUSTIN, TX 78715
Teléfono/Fax (512) 704-7444.
Website: www.ValleyOfDecision.Org